谨以此书献给

复旦大学上海医学院（原上海医科大学）创建95周年

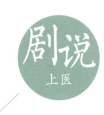

复旦大学上海医学院院歌

人生意义何在乎?为人群服务。
服务价值何在乎?为人群灭除病苦。
可喜!可喜!病日新兮医亦日进,
可惧!可惧!医日新兮病亦日进。噫!
其何以完我医家责任?
歇浦兮汤汤,古塔兮朝阳,
院之旗兮飘扬,院之宇兮辉煌。
勖哉诸君!利何有?功何有?
其有此亚东几千万人托命之场、托命之场。

剧说上医

颜福庆 复旦大学上海医学院大师剧

张艳萍 徐军 主编
金力 袁正宏 主审

复旦大学出版社

《剧说上医》编委会

主　审　金　力　袁正宏
主　编　张艳萍　徐　军
副主编　陆　柳　包　涵　陈文婷　毛　华
编　委（按姓氏笔画排序）
　　　　　于专宗　马楚涵　毛　华　包　涵　许静波
　　　　　纪欣怡　杨　柳　张沛骅　张欣驰　张艳萍
　　　　　张晓磊　陆　柳　陈文婷　陈思宇　陈　琳
　　　　　徐　军　曹毅芊　龚　博

2020年度　复旦大学上海医学院大师剧

大师剧 颜福庆
KEQING

道明谊正

票务预约敬请关注复旦上医公众号

演出时间：
11月21日（周六）
19:15-21:15
（克卿书院专场）

11月22日（周日）
14:00-16:00

演出地点：
中山医院18号楼3楼福庆厅
（上海市徐汇区枫林路179号）

票务预约敬请关注
复旦上医公众号

出品　复旦大学上海医学院党委

监制　复旦大学上海医学院党委宣传部/教师工作部

协办　复旦大学附属中山医院　复旦大学上海医学院党委学生工作部（处）　复旦大学克卿书院

特别鸣谢

复旦大学党委宣传部　复旦大学党委学工部　复旦大学附属华山医院　复旦大学附属眼耳鼻喉科医院
复旦大学上海医学院机关党委　复旦大学档案馆　复旦大学保卫处　复旦大学退休教职工工作处　复旦大学总务处　上海克卿合唱团

编剧／王启元、黄厚斌　导演／王启元　副导演／张沛骅、叶尘宇　舞台监制／陈琳、王一然　多媒体／马楚涵、张晓磊
灯光／马楚涵　视频制作／马楚涵、任家、张天琦、麻慧琳　音乐音效／毛翠愉、魏喆健　服化道具组／陈思宇、王芸、花蕾、胡海琛、马飞宇、洪波
联络统筹／陈琳、陈思宇、朱金苗　宣传组／张欣雅、王芸、王升、麻慧琳　场务／张晓磊、王丹、唐玮、刘诗楚、张紫荷、陈茂祥、曹涵、杭桢、张续阳

图片来源：复旦大学档案馆

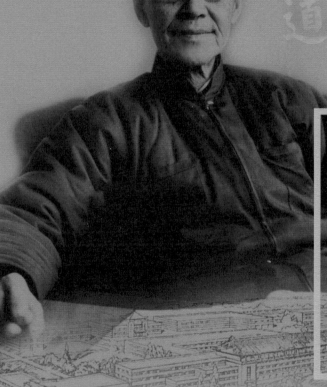

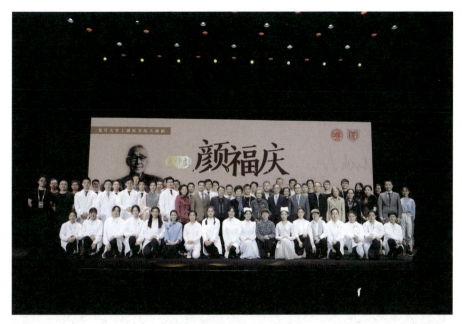

领导嘉宾和全体演职人员合影
摄于 2020 年 11 月 21 日

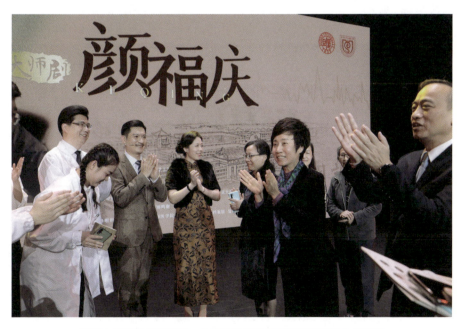

复旦大学党委书记焦扬、上海医学院党委书记袁正宏等上台慰问
摄于 2020 年 11 月 21 日

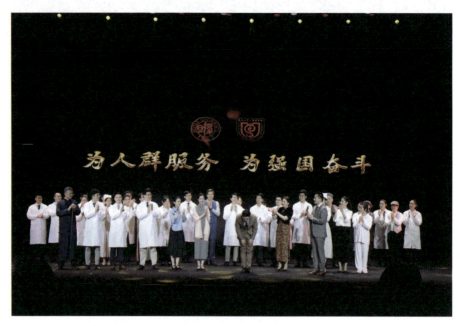

《颜福庆》大师剧全体演员谢幕
摄于 2020 年 11 月 21 日

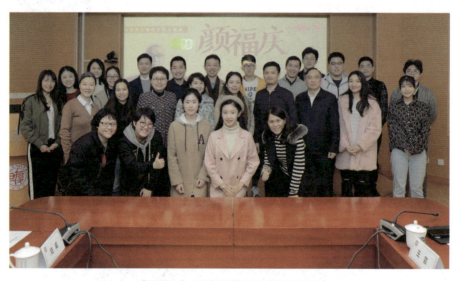

《颜福庆》大师剧剧组成员座谈会合影
摄于 2020 年 12 月 1 日

序

讴歌世纪上医　演绎光荣传统

古塔朝阳，枫林落照，歇浦汤汤，时光冉冉。2027年，复旦大学上海医学院即将迎来百年华诞。

回首往昔，筚路蓝缕，上医人始终与国家同行，与民族同兴。新民主主义革命时期，上医艰苦创业；社会主义革命和建设时期，上医获得新生；改革开放和社会主义现代化建设新时期，上医加快发展；中国特色社会主义新时代，上医深化改革。百年来，从吴淞口到枫林桥，从医学院路到歌乐山下，从抗美援朝到西迁重庆，从行走在大山深处到建功于五湖四海，"为人群服务，为强国奋斗"成为一代又一代上医人践行的精神传统，深深融入每一位师生医护校友的血脉灵魂。

《剧说上医》丛书计划辑录自部、委、市三方共建托管复旦大学上海医学院及其直属附属医院以来，复旦上医党委牵头创作的系列校史话剧剧本，以及师生、医护、校友参演、观演话剧后的感想。书内附有每一部话剧的演出视频和原创歌曲MV，供读者扫码观赏。

排演话剧并非师生们的心血来潮，而是复旦、上医文化使然。复旦素有编话剧、演话剧的传统。复旦剧社成立于20世纪20年代中期，迄今已有近百年历史，是校园戏剧的发轫之处。上医话剧历史虽未经完整考据，但就我所知，在1947年上医举行的元旦庆祝复员完成游艺大会上，学生曾演出过《失恋同盟》《佳偶天成》两出青春短剧，而这次游艺大会的发起人和观众就包括林兆耆、吴绍青、钱惪、沈克非、谷镜汧、黄家驷、张昌绍、陈翠贞、徐丰彦等多位一级教授。另一位一级教授荣独山，曾担任过话剧主创和主演。在周国民教授写的一篇回忆荣老的文章中提到："1959年5月4日，为纪念五四运动40周年，话剧《火烧赵家楼》正在上海第一医学院礼堂上演。演出非常成功，赢得台下观众阵阵掌声。这场话剧的主创和主演就是荣独山教授。"当时和荣独山教授一起担任主演的，还有首创"真丝人造血管"，赫赫有名的崔之义教授。而大家熟知的沈自尹院士，曾经也是一名话剧爱好者，高中时就曾通过演出话剧传播革命思想。以上例举不一而足，但可以证明的是，上医人演话剧、看话剧，确有传统。

话剧作为一门综合性的艺术，在如今的社交媒体时代，依然有着旺盛的生命力。在有限的时空里，观众沉浸其间，为演员的精彩对白、举手投足以及美妙的光影艺术所吸引，视觉、听觉以及情感均得以充分调动。尤其是观看身边人演身边事，通过话剧回顾院史，更加妙趣横生，意味深长。

2020年10月和11月，经过近一年的筹备，抗疫主题剧《山河无恙》和大师剧《颜福庆》先后上演。 2021年6月底，在中国共产党成立100周年之际，我们又趁热打铁，推出反映上医人响应党和国家号召，溯江而上创建重医的话剧《我们的西迁》，并复演了《山河无恙》和《颜福庆》。其中，《颜福庆》大师剧以1927年至1937年颜老创办上医的十年历程为主线，《我们的西迁》聚焦于20世纪五六十年代上医分迁重庆创建重医，《山河无恙》展示的则是新时代上医人抗击新冠肺炎疫情的故事。连续两年创排的"话剧三部曲"，得到了师生医护校友的热情响应，令人鼓舞。而社会各界的高度赞扬，众多热心者索要文稿、视频的举动促成了本丛书的出版发行。

当然，《剧说上医》系列是开放的，在未来更长的时间里，更多以上医人、上医事、上医历史为主题创作的话剧可以纳入其中，成为上医文化的品牌。面向上医百年，我们还拟创排"烽火中的上医"（剧名暂定），展示1937年后至新中国成立前后，上医为国家和民族保存医学教育火种的上医往事，以及"行走在大山深处的白衣天使"（剧名暂定），反映上医人参与医疗帮扶的故事等。当然，我们更期待无数的上医人、上医友能给予指点、支持，不断丰富《剧说上医》系列。

在迎接上海医学院创建百年的接续活动中，如此深入挖掘院史并大力传播，正是希望在重温上医学科发展、学术科研、人才培养等辉煌历史的同时，让上医"为人群服务，为强国奋斗"的精神传统深入人心、发扬光大并代代相传。

习近平总书记说，"文化是一个国家、一个民族的灵魂。……文化自信，是更基础、更广泛、更深厚的自信，是更基本、更深沉、更持久的力量"。对复旦上医而言，文化是我们的灵魂，师生对上医文化的自信和传承是上医生命力和战斗力的体现。未来，上医党委将进一步挖掘上医人、上医事、上医史，以文化人、以文齐心、以文聚力，让更多师生、医护、校友受感召、得教育、获力量。

最后，让我们再次唱响院歌。"人生意义何在乎？为人群服务。服务价值何在乎？为人群灭除病苦。"这是上医所倡导的文化之根、精神之魂，是推动上医发展的不竭动力。在追求卓越的道路上，让我们赓续这一文化传统，为人群服务，为强国奋斗，努力创造不负先辈期望、无愧于历史和人民的新业绩。

复旦大学党委副书记
复旦大学上海医学院党委书记　袁正宏

剧说上医

目　录

剧情介绍 —— 001
人物介绍 —— 002

楔子　回沪 —— 005
第一幕　募捐晚宴 —— 011
第二幕　赙仪慈善 —— 017
第三幕　废墟 —— 023
第四幕　延揽人才 —— 029
第五幕　叶家花园 —— 037
第六幕　卫生模范区 —— 043
第七幕　教务主任 —— 053
第八幕　院歌 —— 059
第九幕　落成 —— 065

第十幕　抗战 —— 071

《颜福庆》剧末视频文本 —— 076

《颜福庆》大师剧插曲 —— 078

演职人员 —— 079
　　首场演出演员介绍 —— 081
　　主创人员 —— 084

演职人员感想 —— 085
　　见天地见众生——导演手记 —— 087
　　我与颜先生的世纪交汇 —— 093
　　医者价值再思考——参演大师剧《颜福庆》有感 —— 100
　　一场永不落幕的剧 —— 102
　　以大师精神浇筑信仰 —— 104
　　大师剧后的一些随想 —— 106
　　微小，仍愿全力以赴 —— 107
　　人生如戏，医路情长 —— 109
　　传承遗志，继续奋斗 —— 111
　　跟着剧本感悟大师的倔强与通透 —— 112
　　文学叙写医学史诗，后人演绎大师风骨 —— 114
　　把我梦里见到的光讲给你听 —— 116
　　小角色　大感受 —— 118
　　遇见大师剧 —— 119

新闻报道 —— 121

后记 —— 134

剧 情 介 绍

1927年，为了打破外国人对创办医学院校的垄断，著名医学教育家、公共卫生学家颜福庆与当时的有识之士们共同创建了国立第四中山大学医学院（现为复旦大学上海医学院，以下简称"上医"），向世人宣告中国人自主创办现代医学院校的决心和能力。短短数年间，上医就在中国医学教育界迅速崛起。

颜福庆坚信，中国要发展医学科学，必须国人自办，医学教育权不能操于外人。颜福庆心中的医学，不仅仅是个体医学、治疗医学，而是整体医学、社会医学、预防医学，需要全社会（政府、人民与医界）的通力协作才能办好。即便在1932年遭遇"一·二八"淞沪战役，上医吴淞校舍被毁，颜福庆自主办医的梦想始终如一。为了建立中国式的现代医学教育体系，掌握医学教育的话语权，培养本土现代医学生，颜福庆酝酿创建医院、医学院和医学科学研究机构三位一体的"医事中心"。经过多方努力，位于枫林桥的上医新校舍和中山医院终于在1937年落成。

话剧《颜福庆》以上医创始人颜福庆创办上医的十年历程（1927—1937年）为主线，展示了颜福庆远大深邃的医学理想和"为人群服务、为人群灭除病苦"的真挚情怀。本剧分为十一幕，分别呈现了向各界募捐、延揽人才、树立上医严谨教风学风、弘扬为人群服务、倡导预防医学重要性，以及医学教育与国家兴衰之间的密切关系等主要内容。

伴随着中华民族的崛起和复兴，在上医走过的光辉历程中，一代代上医人不为名、不图利，在困难面前不屈不挠，孜孜不倦追求先进医学科学技术，为中国医学教育事业和医药卫生事业无私奉献，全心全意为人民服务，彰显了上医人"为人群服务、为强国奋斗"的文化传统。这部大师剧，不仅是上医后辈对先辈的缅怀与致敬，更是对颜福庆所倡导的医学之精神、医家之责任的继承和弘扬，也是极具医科特色的"四史"学习教育。

扫描二维码，
观看全剧视频

人物介绍

讲述人：男，讲述背景旁白者。

颜福庆：男，剧中从四十五岁到五十五岁，医学教育家、公共卫生学家，今复旦大学上海医学院（以下简称"上医"）、复旦大学附属中山医院创始人。

曹秀英：女，剧中从四十六岁到五十六岁，颜福庆的妻子。

颜雅清：女，二十多岁，颜福庆的大女儿。

颜湘清：女，十七岁，颜福庆的小女儿。

史量才：男，五十一岁，教育家、报业巨子，《申报》经理。

张　群：男，四十二岁，旧上海特别市政府市长。

朱家骅：男，三十八岁，教育家、科学家、政治家，国立中央大学校长。

唐绍仪：男，六十九岁，政治家、外交家，颜福庆的邻居。

黎雪梅：女，三十多岁，颜福庆的秘书。

叶子衡：男，五十岁，叶澄衷的小儿子，叶家花园的主人，颜福庆的中学校友。

宋霭龄：女，四十二岁，宋氏三姐妹的大姐，颜福庆的亲戚。

汤飞凡：男，三十五岁，微生物学家、病毒学家，颜福庆的学生。

珊　珊：女，三十多岁，护理部主任，颜福庆的同事。

朱恒璧：男，四十三岁，药理学家、医学教育家，颜福庆的同事。

应元岳：男，三十七岁，内科专家、热带病学家，颜福庆的同事。

埃利·嘉道理：男，六十五岁，犹太人，慈善家、富商，颜福庆的朋友。

服务生：女，二十岁，叶家花园的服务生。

苏德隆：男，二十七岁，流行病学家、公共卫生学家，颜福庆的学生。

杜金花：女，三十多岁，高桥卫生模范区农家妇女。

阿　仁：男，二十多岁，汤飞凡的助手。

乔　大：男，三十多岁，高桥卫生模范区杀猪铺屠户。

阿　　翔：男，三十多岁，高桥卫生模范区收粪料人。

黄小丫：女，十多岁，杜金花的大女儿。

李梦兰：女，十九岁，上医学生。

黄炎培：男，五十七岁，诗人、民主主义教育家，上医院歌词作者。

护　　士：女，二十多岁，中山医院外科护士。

主持人：男，二十多岁，上医落成典礼主持人。

录音师：男，二十多岁，为颜福庆录制抗日救亡演讲音频的录音人员。

合唱团员：十六人，有男有女，上海克卿合唱团成员。

嘉　　宾：三人，均是男性，沪上富商。

报　　童：二人，均是女性，卖报的女孩。

上医先贤：八人，均是男性，剧中出现乐文照、朱恒璧、高镜朗、任廷桂、应元岳、孙克基、周诚浒和谷镜汧，上医创院先贤代表，颜福庆的同事。

学　　生：二十多人，有男有女，上医学生。

楔子

回沪

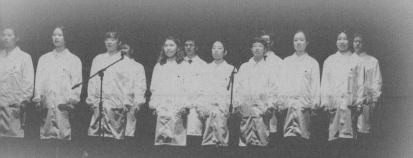

扫描二维码，
观看本幕视频

时　　间　一九二七年

地　　点　由北京开往上海的轮船上

人　　物　颜福庆、曹秀英、颜雅清、颜湘清

> **旁　白**　"人生意义何在乎？为人群服务；服务价值何在乎？为人群灭除病苦"是著名教育家黄炎培先生应颜福庆先生之请，为上医所写的院歌歌词，这里面书写的是颜福庆那一代医学教育家的理想与情怀。颜先生不仅是这么想的，也是这么做的。他早年求学耶鲁，回国创办湘雅、执教协和，再创办上医。他用自己的一生，践行了为人群服务与灭除病苦的诺言，他曲折的一生中，一心都是为了中国人的医学教育。其中，在他45岁那年，受命组建上医。

〔颜雅清（带书本、手提包，内装食物）坐墩子上读书。船在江上行驶着，响着汽笛声，颜湘清上台跑来〕

颜湘清　姐姐，姐姐！（呆萌，烦扰多次）

颜雅清　（随手塞了一个吃的东西）湘清，又怎么啦？

颜湘清　姐姐，你说这船要开往哪里？

颜雅清　妈妈不是告诉过你了嘛，我们回上海。

颜湘清　我们为什么要回上海？

颜雅清　上海是我们的家啊！

颜湘清　那我们为什么要去……北京？

颜雅清　因为爸爸要去做院长呀。

颜湘清　那爸爸为什么要去北京做院长？

颜雅清	因为……那个时候我们要离开湖南，爸爸要找新的工作呀。
颜湘清	那我们为什么要去湖南？
颜雅清	（表示无奈）好了，湘清听话，别吃了，再吃又要胖了！

［姐妹俩边跑边打闹］

颜湘清	唔唔唔！不嘛，不嘛！
颜雅清	（不耐烦）妈——湘清又不听话！湘清又不肯睡觉，又吃零食了！

［曹秀英挽着颜福庆走出］

颜福庆	好了，湘清乖，睡觉了，明天我们就到上海了，带你去吃大餐！
颜湘清	唔唔唔，是姐姐给湘清吃的，唔唔唔！
颜福庆	湘清来，爸爸带你去自己的船仓里睡了。雅清也去，快休息了。（湘清闹）
颜雅清	知道了，爸。你快带湘清下去！（默念）

［颜福庆带着颜湘清下］

曹秀英	这么晚了，还读什么书？
颜雅清	妈妈，没看什么。
曹秀英	晚上天凉，别忘盖被子。
颜雅清	妈妈，你说，我们为什么要回上海？
曹秀英	上海是我们的家啊！
颜雅清	我是说，那我们为什么要来……北京？
曹秀英	因为你爸要去协和做院长呀！
颜雅清	那爸爸为什么要去北京做院长？
曹秀英	因为那个时候我们不得不离开湖南，你爸的朋友就请他去北京啊！
颜雅清	我是说，那会儿，我们为什么要去湖南？
曹秀英	今天晚上你问这个干嘛？
颜雅清	没什么！
曹秀英	你爸从耶鲁医学院毕业之后，我们就按雅礼会的派遣，来到长沙。那个时候，长沙的外国医生都很尊敬你爸，说他是"上帝送给长沙的礼

物",因为你爸是第一位获得耶鲁医学院博士的亚洲人。你爸在长沙过得很开心,办了雅礼大学,还想办医学院、护士学校……很多的计划,如果都实现了,我们可能一直就会住在长沙。

颜雅清　那为什么长沙不能发展了呢?

曹秀英　打仗了呗,我们就走了。(雅清沉默)那个时候,北京协和医学院请你爸当中方院长,你爸就答应了。

颜雅清　那,为什么我们还要离开北京?

曹秀英　协和医院是外国人办的,而你爸就想办中国人自己的医院。

颜雅清　(默念)中国人办的医院。

［颜福庆出］

颜福庆　不仅是中国人办的医院,我们还要办我们自己的医学院,开创中国的"新医学":既不是我们古代的中医学,也不完全是西洋的医学,而是全新的现代新医学。(母女回应)湘清说了,要跟妈妈、姐姐道晚安。

［颜湘清跑出。母女抱过湘清,亲脸］

颜湘清　妹妹叫湘清,姐姐叫雅清,连在一起就是"湘雅"。

颜福庆　对,这是你爸在长沙最好的回忆。(众人点头。湘清亲完雅清,自己站定。)

颜湘清　爸爸说了,姐姐一直欺负湘清,这次回上海要给姐姐找一个姐夫,这样就不会有人欺负湘清了!　(说完跑。雅清脸红,追上去,颜氏夫妇笑。)

［颜雅清、颜湘清跑下场］

［颜福庆、曹秀英下场,旁白上场］

第一幕
募捐晚宴

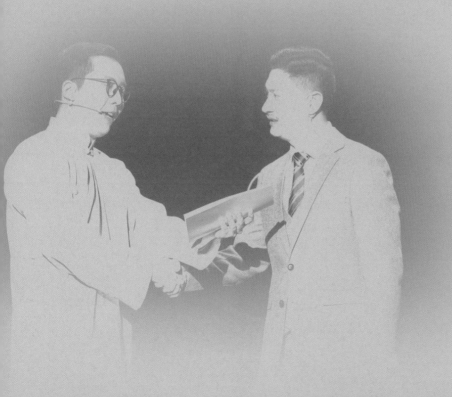

扫描二维码，
观看本幕视频

时　间　一九三一年二月二十八日
地　点　香港路上海银行公会的晚宴
人　物　史量才、张群、朱家骅、颜福庆、唐绍仪、黎雪梅、嘉宾甲、嘉宾乙、嘉宾丙

> **旁　白**　北伐战争后的 1927 年，针对国内教育普遍萎缩不振、大学教育参差不齐的状况，当时的国民政府决定合并原江苏省内九所学校成立国立第四中山大学，下设九大学院。其中颜福庆被力举出任医学院院长，负责到沪筹划医学院创建事宜。经费预算、基建筹款、教师聘请等工作，摆在了颜福庆面前。
>
> 1931 年初，上海特别市政府主持召开了"上海中山医院发起人会议"，决定创建中国人自己管理的大型"医事中心"——上海医学院及附属中山医院。颜福庆深知，这所寄托国人医学希望的公立医院与国立医学院的未来，就要从这场晚宴开始了。

[嘉宾甲、嘉宾乙、嘉宾丙、张群、朱家骅、颜福庆、唐绍仪坐条凳上]

嘉宾甲　听说了吗？颜福庆要在上海办医学院！

嘉宾乙　哪个颜福庆？是那个在湘雅提倡免费治病的颜福庆吗？听说他还给《湘江评论》主编毛泽东的夫人免费看病呢。

嘉宾丙　免费？那怎么成事！我还听说他在长沙当众解剖了一具尸体呢！

嘉宾乙　天啊！当众解剖，有辱名声啊！再说，他们西洋人的玩意，能治病救人吗？

剧说上医

嘉宾丙 是啊，咱老祖宗的中医学比那什么西医好用多了！

嘉宾甲 这你们就孤陋寡闻了吧。颜福庆他们发起的那个中华医学会，伍连德也参与了呢，就是20年前控制了哈尔滨鼠疫的首席专家！那可是多少太医都束手无策的大流行病呢！

［史量才走到立麦边］

史量才 诸位，诸位，静一静，静一静，我要动用主持人的权力啦。今天的晚会，我来定个调子："三部长邀宴上海中山医院募捐队长，各位名人都要发表恳切之演说。"（众人大笑）我们今天的上海，医院大多是外国人办的，公立医院和大夫实在是太过奇缺了。

史量才 所以，我们决定创建一家中国人的医院。名字嘛，就是为纪念孙总理的——总理早年就是行医的——叫上海中山医院，是再妥当不过的。（台下小声嘀咕）诸位贤达也是明白的，今日之国家百废待兴，筹建医院的钱，自然不能让政府为难。所以啊，市长才在正月里摆这个"鸿门宴"（众人哄笑），请大家出出主意。是这意思吧，张市长？

［张群起身走至立麦前］

张 群 兄不愧是报业的良才，短短几句话，把我想要说的，都说得差不多了。只是一句，"鸿门宴"可不是我的意思，是他们《申报》搞出来的。（众人笑）今天大正月里请诸位明公来，就是要求诸位帮个忙。大家知道，咱们今天上海滩地大人多，因为上海发达。上海啥都好啊，就是缺医院！老百姓生了病没地方看。缺医院就应该建，可惜……刚才量才兄也替我说了，现在上海特别市政府头绪也多，一句话："没钱啊。"（周围的人掰手指）但，我们特别市决定，中山医院肯定是要建的！

［张群坐回条凳上，朱家骅起身走至立麦前］

朱家骅 可不是！兄弟我做中央大学校长这么多年了，中央大学八大学院中，最棒的是医学院。此前，国联卫生部的考察报告都出来了，说我们的医学院就是全国最好的国立医学院，不仅全国，都已经是世界一流了。我们虽然教得好，但硬件确实比不过人家，国外的比不上，国内的教会学校也比我们的好。就一点，你们看，环顾世界各国，哪一家大学医学院没有附属医院呀？可是我们堂堂的中央大学医学院，就真的没有附属医院啊。你说让我们这么好的医学生们，到哪里去实习啊？

[朱家骅说完坐回条凳上]

唐绍仪 朱校长说得是，办医学事业啊，那是真的需要钱的啊，比搞文科、法科、商科的专业，还要费钱。所以中央大学医学院不容易，办在上海更是不容易。医学院用地先不说，你们看，现在物价上涨这么快，就说建一家医院，市长问我要多少钱啊，我说我一介老朽怎么知道，我就觉得吧，怎么也得150万块大洋吧？

[颜福庆起身至台中立麦前]

颜福庆 阁老北洋时候就是总理，今天又跟我是邻居，我们经常在一起商量医学教育的事儿。阁老说得对，办医院需要很多钱，但是，阁老他把钱说少了。办医院到底要多少钱啊？我告诉大家，我当年在美国耶鲁医学院读书，去年刚去美国考察回来——美国人的医院建设标准是每张床的投入至少4000美刀。我们设计的中山医院，要做国内最大的公立医院，就是300张床，大伙儿算算，这造价怎么也得120万，美刀！换成大洋的话，就是600万块。卫生署长有一天告诉我，他的外国朋友觉得中国人不会办医院，也不舍得捐钱办医院！刘署长当时就严厉驳斥他们："你们根本不了解我们中国人！中国人是有骨气的，中国人是有爱心的！"（众人掌声）

史量才 刚才颜院长说得对，咱们中国人是有骨气的，中国人是有爱心的！大家说对不对？（台下回应）让我们大家一起努力，打破外国人的这种谣言！建一座真正的现代化大医院！（掌声）那就请颜院长把募捐任务册发给在座各位吧！

[黎雪梅带着募捐册上场，交给颜福庆。颜福庆和黎雪梅带领众人走向

［台后桌子，众人起身，台下骚动。黎雪梅给颜福庆募捐册，颜福庆将募捐册分送大家，大家到桌子上签字］

［颜福庆走向史量才］

颜福庆　（擦汗）刚才表现得怎么样？

史量才　感人，走心，到位，没得说！

颜福庆　老兄又敷衍我。

史量才　说真的，我都感动了！

颜福庆　那你们《申报》也支持下？

史量才　我准备给你来篇头版整版的报道，那是我们报纸从来没有过的待遇哦。

颜福庆　你就不准备实在地支持下我们中山医院？

史量才　你看，从来都只有《申报》出去拉赞助，哪有自己跑出来赞助别人的？

颜福庆　哈哈哈，看把你急的。

史量才　说笑，说笑。到时候弟会以个人名义，略表寸心的！

颜福庆　那颜某人就先谢过！

史量才　客气！客气！你觉得今天效果如何？（张群凑上来）

颜福庆　我看可以，市长亲自出面为我们摇旗呐喊，还能怎样？

［张群走向颜福庆，众人离开］

张　群　哈哈哈，我只能算尽我一点微小的贡献。克卿兄别想得太简单，以我这双老眼看，兄的募捐册上，还是得需要一个更重要的人物出场，这事儿才能办得顺利。

［上海街景电车声］

颜福庆　（环顾）还要更重要的……是谁呢？

［史量才、张群下台。黎雪梅将风衣、手提箱递给颜福庆］

［颜福庆慢慢整理长风衣，戴上礼帽，腋下夹着带募捐册的包，慢慢起身］

［旁白上场］

第二幕 赙仪慈善

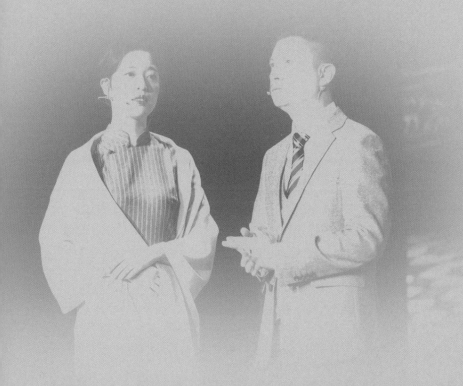

扫描二维码,
观看本幕视频

时　　间　接前幕
地　　点　募捐晚宴回家路上
人　　物　叶子衡、颜福庆、曹秀英、宋蔼龄、报童A、报童B

> **旁　白**　1931年7月，宋氏三姐妹的母亲倪珪贞于青岛逝世，宋家后人决定捐出赙仪支持颜福庆新建医学院与医事中心。因宋家特殊的地位，这也成为颜福庆募捐过程中最重要的一笔善款。

　　　　　［颜福庆在募捐路上回家，与叶子衡相遇］

叶子衡　颜先生，颜先生，还记得我么？

颜福庆　啊？你，你不就，挺面善的。

叶子衡　您贵人多忘事，我是子衡，也是圣约翰中学毕业的，您父亲是校长。

颜福庆　哦哦，原来是子衡兄呀，你在上海？

叶子衡　我刚从香港回来，听说宋家大丧，一定是要来的，吊唁下老太太。您最近也在上海？（颜福庆支支吾吾）我之前在圣约翰中学听过您的报告，听说您最近在搞医学教育？

颜福庆　（打断）子衡兄啊，不好意思，我有点事……

　　　　　［二人分开，叶子衡转身叫住颜福庆］

叶子衡　啊，行。颜先生，对了，叶家花园要办酒会，不知道您能否赏光？

　　　　　［叶子衡下场］

颜福庆　（猛然想起）噢噢，你就是那个办了万国体育会的啊，好！

　　　　　［颜福庆到家，电话铃响］

　　　　　［曹秀英坐在椅子上，宋蔼龄站在电话前］

［颜福庆走向曹秀英］

曹秀英　听说了么，倪大姐在青岛……

颜福庆　我也听说了，什么时候的事？

曹秀英　昨天早上。我也是跟他们打了电话才知道。

［宋霭龄打电话］

宋霭龄　是我，葬礼准备得差不多了。

颜福庆　是在青岛办，还是回来办？

宋霭龄　是，从青岛运过来，在上海办，毕竟家在这里。

曹秀英　肯定要回来，听说是要葬在上海的。

宋霭龄　欸？万国公墓？对，万国公墓。（停顿）二妹，二妹也回来了。

颜福庆　这次还是大姐当家？

曹秀英　可不是，其他人都不在身边

宋霭龄　（停顿）唉，我没事，二妹倒是哭不停。（抽泣鼻子却忍住）她，她一哭我就要哭的。

颜福庆　他们什么时候回来？时间定了么？

曹秀英　那倒没提。

宋霭龄　尽快吧，我想着老人家坐船回来，我们坐火车回上海可以快一些。

颜福庆　之前和她提过的……（提了么）

曹秀英　昨天在电话里也说了。

颜福庆　那就好。

宋霭龄　我也不太清楚，大概有几万块，还没顾上这事儿……这笔钱老太太生前说过，要做善事的。

曹秀英　她说了，老太太生前就关照了。

宋霭龄　小舅妈跟我电话说过，这事我知道了。克卿在上海办医学院，老夫人生前就赞成。无论多少赙仪，这次都留给克卿办医院。

曹秀英　也说了，是给倪家、宋家积德，何况是办中山医院，于国于家都有大关系的。

宋霭龄 克卿说过，医院就叫"中山医院"，那我们家更是要出力的。克卿是亲戚，更是医学专家，一定不会辜负老人的心意。我听他说过计划的，中国人就要办中国人自己的医院，他有想法的。你让他放手去办，最好，这几天就登个报，办得体面点。

颜福庆 由宋家亲自出面，我就放心了。对了，我也给她打个电话问候一下才好。

宋霭龄 款都结在上海银行的户头上。我也得问下克卿，他怎么方便，一会儿我就跟克卿通个电话。你说，还有什么要我问的，办医院的事？

曹秀英 不急，我跟她说了，你白天也在外面跑，她知道了，空了会给我们打电话的。

颜福庆 好，那我们等等。

宋霭龄 那就先这么办，你找《申报》的史量才，我问下克卿！好，再会。

［上海外滩］

报童A 号外！号外！宋宅赙仪，捐助中山医院，中山医院啊！号外！号外！宋宅赙仪，捐助中山医院，由各地上海银行代收。

报童B 号外！号外！倪老太太赙仪金将悉数捐与上海中山医院募捐委员会，支持上海国际化医事中心建设。号外！号外！新出炉的《申报》头条，财政部长决定遵奉太夫人遗教，将赙赠之资全数移作善举……

［突然炮声一响，报童扔掉报纸下场，旁白上场］

第三幕 废墟

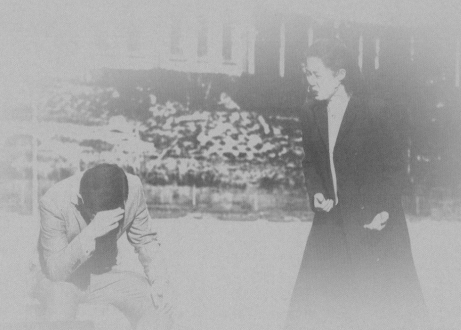

扫描二维码，
观看本幕视频

时 间	一九三二年"一·二八"事变后	
地 点	江船上,颜福庆望着吴淞路校舍废墟	
人 物	颜福庆、黎雪梅、医学院众人	

> **旁　白**　经过短暂的筹备,医学院于1927年9月正式开学,院址位于吴淞,同时设立卫生模范区作为实习区。1928年8月,颜福庆又租下了中国红十字会总医院,医学院有了第一所综合性教学医院。然而,1932年1月28日的一声炮火,上海北部华界成为战场,吴淞医学院校舍及所建吴淞卫生模范区等医疗教育设施被毁。残酷的战争给国家和上医带来了巨大的损失和灾难,但是上医却没有因困难而屈服。颜福庆决定把医学院暂时迁至红十字会总医院,并另觅办学地址。新建医事中心的重任,更加迫切了。

［江船上,颜福庆凄怆地看着远方,身后站着秘书黎雪梅及医学院一众人］

黎雪梅　院长,我们走吧!

［颜福庆不理］

黎雪梅　院长,您别再看了。

［颜福庆依然不理］

黎雪梅　颜院长,咱回去吧。

颜福庆　回去,回去哪里呢?(遥望瓦砾)唉,都怪我没有本事保护好学校,保护好卫生模范区。(苦笑)这一砖一瓦(举起来用大拇指摩挲),一草一木,如今都辜负了。

黎雪梅　这日本轰炸,也是没有办法的事。院长,您千万别再自责了。

颜福庆　不曾想,我们新的医学中心还没建成,旧校舍就被摧毁了,刚刚有起色的吴淞卫生模范区也被毁了。

黎雪梅　院长,这里已经成了废墟,您再留恋,我们也没有办法。

颜福庆　你就让我再待一会儿吧。

黎雪梅　要不是这次日本人解除戒严令,我们还出不来呢,我们真的得回去了。

颜福庆　回去?回去?我的家乡已经成了一片焦土,(怒)整个宝山都被炮火夷为平地。回去?我已经是没有家乡的人了,雪梅。

黎雪梅　院长,现在战火时艰,您还得……

颜福庆　雪梅,你看到了吗?

黎雪梅　看到什么?

颜福庆　那些被炸伤的人们。

黎雪梅　我看到了,很多都被送到我们那儿,断手残脚的。

颜福庆　你看。(伸手向远处张探)尸横遍野啊。——雪梅,你知道吗?——炮弹袭击的时候,他们可能结束了一天的劳苦,正在被窝里睡上一个好觉,可能满心欢喜地准备好了一年收成,打算过几天新春到来,能给自己一点奖赏;小孩子们,就美美地睡在父母怀里,可能期待着过几天可以放鞭炮,拿压岁钱。可……可是,鞭炮没有等来,却等来了炮火。——雪梅,你知道吗?那都是我的同乡人呀,他们何辜啊?(喃喃自语)雪梅,你说,为什么人要打仗呢?那么多疾病都还没研究,还有那么多疾苦,人类都还没解决,你说他们,他们怎么还有心思打仗呢?(深吸一口气坐下)

［颜福庆走向墩子,坐下。黎雪梅走向颜福庆］

黎雪梅　院长,(走到颜福庆面前)您不要再难过了,正是这样艰难,所以还有很多人需要您啊。您,您要振作啊,院长。

颜福庆　(举起双掌擦脸,把眼泪憋回去,叹了口气)雪梅,你说得对,我要振作。我们不能认输，我们要东山再起！

黎雪梅　嗯！东山再起！（疑惑）可是院长，您是要在这里重建学校吗？这里还不太安全啊。

颜福庆　（理性地）在这里重建已经不适合了。我们先回海格路（今上海市"华山路"），我去问红十字会借下场地，再去别的地方建更好的卫生模范区来，然后要重新找块好地方，建新上医！我们偏要争口气，办出世界一流的医学院来！

黎雪梅　好的，颜院长，我去和红十字会总医院联系。

颜福庆　我们还需要更多的人才来帮助我们。

［颜福庆来回走，黎雪梅下场］

第四幕 延揽人才

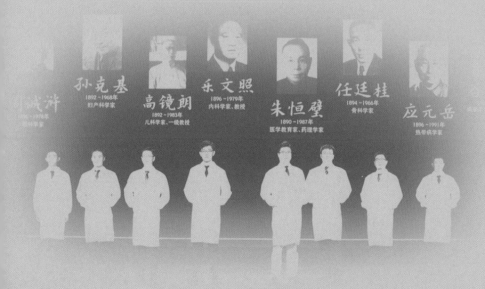

扫描二维码，观看本幕视频

时　　间　上医初创不久

地　　点　上医颜福庆办公室内

人　　物　颜福庆、汤飞凡、珊珊、黎雪梅、乐文照、朱恒璧、高镜朗、任廷桂、应元岳、孙克基、周诚浒、谷镜汧

第一场

［上医初创不久后，颜福庆与正在美国哈佛医学院学习的汤飞凡通话，邀请其回国参与上海医学院的建设和发展］

汤飞凡　老师，您找我？

颜福庆　飞凡，湘雅一别，久不相见，你在哈佛求学，一向可好？

汤飞凡　老师，学生在这里一切都好。今年夏天就要答辩，如果顺利通过，我可能留在这里的细菌学系，继续研究沙眼病原体。老师在上海还顺利么？

颜福庆　飞凡，我在上海这里，新办了一所医学院。

汤飞凡　我之前就已有听闻，恭喜老师得偿所愿。

颜福庆　上医刚刚草创，一切的一切皆殊为简陋。

汤飞凡　老师，初创医学院之困难，学生可以想见。学生求学湘雅之时，也是由您刚刚亲手创办。但我们于湘雅读书六载，却没有丝毫寒酸缺漏之感，那都是在您精心计划安排之下。能跟随您读书治学，我很荣幸。

颜福庆　那，飞凡，愿不愿意回来？就你毕业之后。

汤飞凡　（思考片刻）如果老师需要我，我就回来！

颜福庆　但哈佛会是个好平台，尤其是对你的细菌学研究。

汤飞凡　那不是问题。我可以把研究带回来做，来我们上医继续开展。

颜福庆　我们上医没有那么好的条件和待遇，可我还是希望你能回国，发展祖

国的医学教育事业。我是知道你的,你一定会答应我的。我也知道你与哈佛秦瑟教授的合作项目进展非常顺利,我的邀请很唐突,但我很高兴你自己能下这个决心。

汤飞凡　能够为国家贡献自己所学,是我们这代学子最大的荣幸。我们没有细菌学系,我就来建一个;实验室没设备,可以先用我的显微镜。这点艰苦不算什么。(收拾行李)

> 旁　白　创业艰难,每一个学科都是从无到有,白手起家。由于颜福庆的号召,医学院就像一块磁铁那样,吸引了一批医务界的优秀人才。

［上医先贤八人分别上场,站定］

乐文照　内科学我来!

朱恒璧　药理学我来!

高镜朗　儿科学我来!

任廷桂　骨科学我来!

应元岳　热带病学我来!

孙克基　妇产科学我来!

周诚浒　眼科学我来!

谷镜汧　病理学我来!

第二场

［颜福庆上场,汤飞凡带手提箱上场,二人相聚］

汤飞凡　老师,我回来了。

颜福庆　欢迎来到上医。(入座,寒暄)

［颜福庆及汤飞凡坐下,珊珊带纸笔上场,并急促敲门］

珊　珊　颜院长,孙主任辞职了。

颜福庆　什么时候的事情?

珊　珊	就是今天早上，孙主任的辞职信放在我桌上了。
颜福庆	老孙也是我湘雅老搭档了，这脾气也真是。
汤飞凡	是湘雅的孙克基老师？
颜福庆	是他，红十字会总医院产科主任的位子不要了，医学院教授也不要了，要回老家去。
汤飞凡	回湖南吗？那我们的妇产科可怎么办？
颜福庆	所以我叫你过来。（向珊珊）这是从美国新回国的汤飞凡副教授，这是我们护理部的珊珊主任（互相介绍）——给我说说你们产科那里现在什么情况？
珊　珊	我们，我们……除了孙主任，那就没有资深医生了。找不到合适的医生，我觉得红十字会总医院的产科门诊都要关了。
颜福庆	（若有所思）我也是这么想的。
珊　珊	不止这些，我们还有三十多名产妇等着看病呢。要是我们关门，她们都得转院啊！
颜福庆	这肯定不行，它会直接影响我们红十字会总医院的声誉。我来想办法，你给我写下来，我们今天把信寄出去。
汤飞凡	正好，我一会儿出门，我送去邮局。
珊　珊	写给谁？
颜福庆	我来给协和写信，问他先借人。
珊　珊	（环顾）雪梅主任呢？
颜福庆	她去等人了。我说你写。Dear President Roger S. Greene。
珊　珊	我，什么？
汤飞凡	（笑）是顾院长啊！
颜福庆	（面对珊珊）那你写"顾临院长尊驾"，他是美国人，顾临是他的中国名字，现在协和医学院的院长。
珊　珊	哦哦，"顾临院长尊驾"，后面呢？
颜福庆	这样，你就写，我们医学院产科的教授，也是您的老朋友孙克基大

夫，近期要离职，这您大概听说了吧。我这里有学生要授课，红十字会总医院还有三十多位产妇，需要接受治疗或生产，时间紧迫。顾院长能否从协和医学院指派一位资深产科教授，增援我院。嗯……我这里有上、中、下三个选择。最理想的状态，我想要你们医院的 Amos Wang，王医生。

珊　珊　Amos？

颜福庆　你就写 Amos 王医生，他就知道了。我这里要他八月一日必须入职，如果你们医院、医学院和王医生本人同意，我马上就定王医生的薪水和职称。但也得告诉他一下，我们这儿的薪水可能不如协和的高。

珊　珊　好！（写）

颜福庆　如果王医生不能长期来上海执教，那就看看能否短期应急，入职时间也是八月一号。如果实在不能前来，协和的金医生、李医生也行，直到我们物色到合适人选。

珊　珊　嗯！好的。金和李又是谁？（向汤轻声询问）

颜福庆　最后一种方案，我们临时借用上述医生中的其中一位，时间不长，也就两三个月，就专门负责我们产科病房里那三十多位病人，明年我就会把在美国留学的叶医生聘任回来。她现在还在费城进修，我不想她缩短进修日程提前回来，所以这三个月还是得有协和的老朋友来。我们办上医，靠的就是这些人才，你看孙克基、乐主任、高主任，都是海内第一流的医学大家，都是从湘雅、协和时候就跟着我，今天回来的汤副教授是湘雅第一届的学生。我们只有建设一流师资，培养一流人才，留住一流人才，上医才会发展得越来越好。

珊　珊　是啊。（写完交给汤飞凡）

［汤飞凡带手提箱下场］

颜福庆　你们护理工作最近忙不忙？

珊　珊　嗯？啊！不忙，不忙。

颜福庆　不忙的话，你就要多学习。你这么年轻做管理，自己的医学知识还是

	要巩固的。起码不能英语都拼不出吧。
珊 珊	是的,颜院长……
颜福庆	开个玩笑。说到向协和借人,我首先想到的,是我们在红十字会总医院里新办的护士学校。我之所以拉你一起来办这个护士学校,就是为了给我们上医培养更多、更优秀的护士人才。
珊 珊	颜院长,我就是个干活儿的,培养人才的活,还是得您来主持。
颜福庆	(笑)我们确实缺少护士学校的领军人物,但临床医学的工作,护士人才也是很重要的组成部分,护理学的专家大家都在抢。听说雅礼会决定把 Miss Norelius 请回湘雅医学院任教,你听说过她吗?
珊 珊	当然,当然!她给我们开过讲座,可厉害的大专家!
颜福庆	对,我也是刚听说她要去湘雅,我想把她请来当我们这里护士学校的教务主任!
珊 珊	那太好了!我一定跟着 Miss Norelius 好好学!
颜福庆	嗯,你给我写封信给 Francis S. Huchins……(珊珊迷茫地看着他)赫钦斯——咳咳,雅礼会的代表。
珊 珊	嗯嗯……怎么跟他说?
颜福庆	就说我们上医最薄弱的环节是护士教育,我们没有护士教育的领军人物,而 Miss Norelius 就是!所以啊,我希望 Miss Norelius 能先借给我们一段时间……
珊 珊	借给我们?
颜福庆	当然先说借,否则人家一句话不同意,那接下来就没得谈啦。
珊 珊	嗯嗯……是。
颜福庆	她回到中国后,先借给我们六个月,帮助我们的护士学校打好基础,促使我们的新老护士成员快速成长,比如说——你!
珊 珊	我?
颜福庆	Miss Norelius 能够挑起我们自己护士学校的重任。当然,她为我们服务是暂时借调性质的,借调期间的薪水和其他开销,我们来出。

珊　珊	这也要我们来？

颜福庆　嗯，是笔大开销哦，都是钱啊，这钱还都不能省（自念）。哪里去找这么多钱哟！

珊　珊　（附和）是啊，这个时候要是有一个贵人出现就好了。

［黎雪梅上场，敲门］

黎雪梅　颜院长，叶先生来找你，在会议室等您。

［黎雪梅与珊珊示意后下场］

珊　珊　哪个叶先生？

颜福庆　叶子衡！

珊　珊　谁是叶子衡？

颜福庆　我们的贵人来了。

［颜福庆、珊珊下场］

第五幕 叶家花园

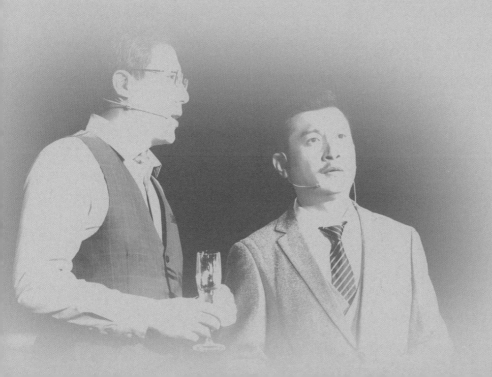

时　间　一九三三年六月

地　点　叶家花园

人　物　颜福庆、嘉道理、叶子衡、嘉宾甲、嘉宾乙、嘉宾丙

［嘉道理带着酒杯上场，嘉宾甲、嘉宾乙、嘉宾丙带着酒杯上场，四人寒暄。颜福庆上场，与嘉道理二人相聚］

颜福庆　（寒暄）嘉道理先生，久违，久违！

嘉道理　Doctor 颜，好久不见！叫我 Elly！这么见外呢？最近忙些什么？我听说，你不是要办医学院吗，现在怎样？

颜福庆　（自嘲）老兄不要取笑，正愁这事儿呢。

嘉道理　叫我 Elly！在我 Elly 看来，Doctor 颜可是中国最有才华的院长，最有才华的院长有什么事办不成，哈哈哈哈！遇到什么问题了，讲给 Elly 听听？

颜福庆　就怕 Elly 你不一定肯帮哦！

嘉道理　哎呀哈哈哈！那我更要听听！

颜福庆　我现在正在筹钱。

嘉道理　要多少？

颜福庆　够建一家医院的！

嘉道理　哦？哈哈哈哈！（两人对笑，示意你骗我）

颜福庆　你有没有兴趣？

嘉道理　哎哎哎，今晚啊，是叶的场子，我们得先捧他场，是不是？对了，你回上海这么多年，还没来过我的爵士公馆，你究竟打算什么时候来捧我的场？

［叶子衡上场，走向嘉道理和颜福庆］

叶子衡　什么我的场子、你的场子？Elly 是不是嫌我这个叶家花园不如你们的爵士公馆气派呀？

［嘉宾上场，走向嘉道理耳语］

嘉道理　子衡老兄说的哪里话，我可是在给 Doctor 颜介绍你们这个园子好在哪里。Doctor 颜这么忙，适合他过来休养休养嘛，你是不会不欢迎他的，我知道。你们聊，我去那边一下。

［嘉道理与嘉宾带酒杯下场］

颜福庆　Elly 先生还是这么活跃。

叶子衡　别管他。来，颜院长，上次听说您最近有心事啊？

颜福庆　子衡啊，哎，不说也罢。

叶子衡　颜院长是我师长，您但说无妨。是为建医院的事？

颜福庆　是啊，子衡最懂我！

叶子衡　是因为钱的事儿？

颜福庆　是啊，我们那个"上海中山医院募捐队"，虽已很努力，总还是……你也知道，今天的企业家们，总也是不容易的。

叶子衡　我给您出个主意？

颜福庆　哦？你说！

叶子衡　我知道嘉道理这个老狐狸，虽然表面精明，但内心对办学、办医院是欢喜的，听说他早年在香港捐过不少钱的。他要么不出手，出手倒是大方，只是得费点口舌。

颜福庆　你说的我记下。你最近怎么样？

叶子衡　不瞒您说，一·二八事变，江湾首当其冲被毁，您看我这里也损失不小。但凡有当年跑马厅那么热闹，怎么能让您老建个医院建得这么委屈！

颜福庆　子衡快别这么说。我们上医虽是草创，一切均甚为简陋，而同学攻读精神却异常奋发。目前处境艰难，但我们还是办起了内科、外科、生理、生化、细菌微生物等多个教研室，基础医学研究已经初具规模。

	临床的课程我们也很重视，只是实习医院少了点。不过，这些一定能克服过去的。
叶子衡	颜院长不瞒您说，我着实佩服您赤手空拳建医学院的勇气。您是专家，还要出来筹款、筹地，事必躬亲。跟您说实话，我叶子衡想帮忙，可惜自忖能力不够，您若看上这园子，我愿双手奉上，给您做个学校部门嘛，好歹是个地方。您看这儿南面二里地方，有个学校——复旦大学，校长也是你们耶鲁毕业的呢。

［服务生带托盘及两个酒杯上场，端酒后下场］

颜福庆	是复旦大学的李登辉校长，教育界的老前辈了。他当校长，还是我三哥惠庆推荐的呢。民国十六年初建第四中山大学医学院，用的地也是他们复旦光绪年间的地。
叶子衡	这么有渊源啊。那您若不弃，我就捐了这座夜花园，停了这莺歌燕舞，给您好好作办学之用。
颜福庆	（起身，正色）那我谢过子衡兄！只是这么好的园子，改作教学楼可惜了。我看这里风景独好，不如做个疗养院，供我们上医学生作实习医院，改两间旧房子作病房，我这学期的学生就能安排到这里实习。
叶子衡	交给子衡来办，一定帮您办得妥妥当当！
颜福庆	那拜托子衡了！
叶子衡	颜院长客气了！想家父花甲之年便过世，也是因为那时医学还不发达，多少被耽误了。我们兄弟四人心常怀惭愧，一直想为医学事业做点贡献，直到今天才找到机会。我要感谢您啊，颜院长！
颜福庆	叶公澄衷的大名，我是一直钦佩的。叶老先生捐建的澄衷学堂，桃李满天下，培养出的名流誉满海内外。北京大学的胡适院长，中央大学的竺可桢教授，都是澄衷学堂里培养出来的吧？
叶子衡	正是，正是！
颜福庆	我看这夜花园从今也改个名字。
叶子衡	哦？您说！

颜福庆　要不,咱们就改成,"澄衷疗养院",怎么样?

叶子衡　好!

［二人碰杯,叶子衡、颜福庆带酒杯下场,旁白上场］

> **旁　白**　叶子衡于1933年春将江湾叶家花园捐与国立上海医学院。该处被改建成上海第一所肺结核医疗院,以开展中国的肺科医学研究。为表彰叶家慷慨捐赠之功,定名为"澄衷肺病疗养院",作为上医的第二实习医院。捐赠大户名单里,还有两位犹太人的名字——嘉道理爵士、沙逊爵士。也正是在这些有识之士的慷慨解囊下,颜福庆创建"上海医事中心"的粮草更充实了。

第六幕
卫生模范区

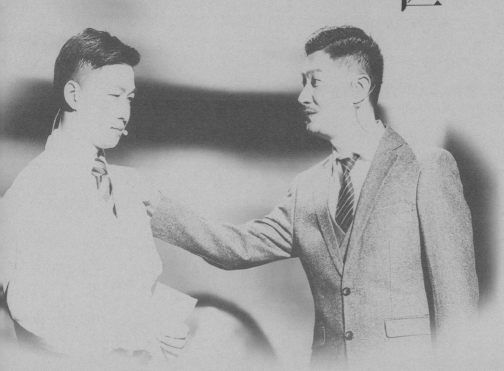

时　　间　一九三三年九月

地　　点　高桥卫生模范区

人　　物　苏德隆、杜金花、黄小丫、汤飞凡、助手阿仁、乔大、朱恒璧、阿翔、颜福庆

第 一 场

［高桥卫生模范区接种牛痘，苏德隆带成绩单放口袋里上场，坐小推车处，为村民接种牛痘］

苏德隆　好。下一位，二十保十六图杜金花一家（默念：母女三人），最后一户人家了。

［杜金花上场，跑向小推车，边跑边用一口苏北话说］

杜金花　大夫？

苏德隆　杜金花？

杜金花　是！

苏德隆　你怎么一个人，你家里人呢？

杜金花　是，她们一会儿到。是要一起才能打针？

苏德隆　哦，不不不，你坐下。

杜金花　大夫，痛不痛？

苏德隆　（准备针药）不痛的，放心。

杜金花　大夫，这个针打了有什么用，我这胳膊痛能不能好？

苏德隆　这是接种牛痘，防止大家得天花，天花知道么？

杜金花　不知道。

苏德隆　就是，大麻子脸！

杜金花　哦！前村的刘大麻子！

苏德隆　对,他就是得过天花,但是他那是好了,才一脸麻子。不好啊,命都没了。所以每个人啊,都得接种疫苗,那样就不得了。

杜金花　哦,那要打的(哎哟)!

苏德隆　好啦,摁一下就没事了。你女儿呢?还没来?

杜金花　这个一定要打的是吧?我把她们叫来!

苏德隆　是啊,原来这个疫苗打一下要两袋麦子呢,现在不要大家钱,就是要大家不得病。

杜金花　哦,那我这个胳膊?

苏德隆　看胳膊去汤医生那里,你家女儿呢?

杜金花　(离开)大夫您等会儿,我一会儿叫她们过来。这些不懂事的丫头。(自言自语)

苏德隆　没事,反正你们也是最后一家了,我等会儿呗。

［杜金花下场,苏德隆继续留场上］

第 二 场

［高桥卫生模范区——肉铺,汤飞凡、助手阿仁、乔大上场］

汤飞凡　咱们高桥区里的饮食店卫生我们可是要重视的,老兄你千万别大意。

乔　大　汤大夫,你说的我都照做了,镇里的人昨天来,也说我们杀猪的铺子最卫生。

汤飞凡　我们的大夫来过你这儿吗?

乔　大　来过,来过!

汤飞凡　他们怎么关照的?

乔　大　他们说了,他们说,我要……我要……

汤飞凡　(笑)你啊!咱们饮食单位的执照由县里卫生局签发,你可得小心,杀猪时候卫生是第一要紧的,脏的、变质的东西不能乱扔乱倒。

乔　大　知道了,汤大夫。

汤飞凡　高桥区你这样的猪肉店有二十多家,还有两家羊肉店,两家牛肉摊,

乔　大　三家卖鸡鸭产品的店，还有熟食店、茶馆几十家，我们卫生办事处每周都要派出兽医及卫生稽查逐家巡查的。

乔　大　（拍手）哎呀我的妈呀，我以为只管我们杀猪的，原来鸡鸭、熟食店都要管呀。不得了，不得了。

汤飞凡　那是当然！不管是天上飞的、地上走的、水里游的，不管它死的、活的，我们搞公共卫生模范区的，都要管。

［远处传来狗叫］

乔　大　那狗你们管不管？

汤飞凡　管啊，当然管。你倒提醒我了，阿仁，你回去关照他们一声，狂犬病的预防也做进去。我们不仅管吃进嘴里的，同时还要预防居民患狂犬病。

［助手阿仁带记录板下场］

乔　大　狂犬病？就是被狗咬了再咬人那种，前村的刘大麻子！

汤飞凡　对，也不对。不仅狗咬会得狂犬病，很多野生动物咬了都会得狂犬病。所以我们卫生事务所要取缔牲畜私宰，让你们有执照的来杀猪宰羊，还要进行家犬登记。

乔　大　那野狗怎么办？

［汤飞凡耸肩，汤飞凡和乔大下场］

第 三 场

［高桥卫生模范区——粪坑，朱恒璧、阿翔上场］

朱恒璧　我说阿翔啊，咱们这粪料真的不能这么收了！

阿　翔　朱主任啊，你不知道啊，这些收集起来，好歹也有点收入，那几户管这事的人家真的穷得不行，你让我去，我真没辙了。

朱恒璧　你让这街头放满大粪桶，路上都没法走人了啊。而且，天热起来，真的要得传染病的。

阿　翔　我也知道啊，朱主任。可是把桶收了，他们收入不就没了，我也不好给他们交代!

朱恒璧　那不行，反正今天我带人过来了，就是要来收的。我来跟他们讲，他们是要那点小钱，还是得个怪病!

阿　翔　那谁愿意得病，他们知道你们的好。得病可惨了，你看那个前村的……

朱恒璧　刘麻子!

阿　翔　对! 刘麻子，那太惨咯!

朱恒璧　所以，得了病再治就晚了!

阿　翔　有朱主任你们在，不晚，不晚。

朱恒璧　哎! 不对，你们治病就得花钱，我们来就是要给你们防病，让病不得生! 治病治得好，花钱也花得多；防病防得好，卫生费用就节省，对老百姓有好处啊。

阿　翔　朱主任，您说的对，我跟您一起上门跟他们说说。

朱恒璧　好的，我们就跟他们说，我们还会帮忙修新的厕所，用更卫生的方法收集粪料，让他们也放心。

［阿翔下场，汤飞凡台上场，苏德隆起身与朱恒璧、汤飞凡三人相聚］

汤飞凡　哎! 朱主任回来了?

朱恒璧　搞定了。哎? 德隆，还在等病人啊?

苏德隆　病人说回去一下，我再等会儿呗。二位今天战果怎么样?

汤飞凡　我还行。

朱恒璧　就差亲自上台杀猪了!

［颜福庆上场，走向三人］

汤飞凡　您收集粪料的责任也很重大，准备新建个多大的厕所来装呀? （众笑）

众　人　颜院长。颜院长还在忙呀?

颜福庆　你们不也在忙么? 我今天看高桥这里的面貌好多了啊!

苏德隆　是啊，不知道吴淞现在怎么样了，应该也好不少了。

汤飞凡　哎，是啊，一·二八事变前我们其实已经搞得有声有色，可恨那日

	本人……
朱恒璧	不说丧气话,现在高桥模范区还不是蒸蒸日上。
颜福庆	是!我们的责任,就是要把疾病预防好,把地方的公共卫生搞好。公共卫生从过去到现在一直都是挽救人类生命最多的医学领域,公共卫生学家了解疾病的流行病学——其作用机制、在何处及如何产生和传播,然后攻击其弱点,这也就是通常所说的"预防医学"。科学家们首先控制了天花,然后是霍乱,接下来是伤寒、鼠疫、黄热病,所有这些都是通过大规模公共卫生措施实现的——就像你们这几天所做的。公共卫生并不是起死回生的魔法,但可以挽救数以百万计的生命。
苏德隆	我听您说过,一盎司的预防胜过一磅的治疗(1盎司 = 28.3 克,1磅 = 450 克)。
汤飞凡	所以颜院长要我们来中国最广大的乡村,建中国第一个农村卫生实验区,都是为了在中国落后的农村播撒文明啊。(众人点头)
	[黄小丫跑上场,与苏德隆坐在小推车边。汤飞凡、朱恒璧、颜福庆分散于小推车周围]
黄小丫	(紧张)苏大夫!
苏德隆	你是?
黄小丫	我是杜金花的大女儿。
苏德隆	哦,原来是你,去了这么久,你妹妹呢?
黄小丫	她在家等我。
苏德隆	等你做什么,快来呀!(打针)
黄小丫	哎呀!(痛)
苏德隆	好了,没事了,摁住就好。她人呢?
黄小丫	那我先回去!
苏德隆	哎哎哎,她是怎么回事?
黄小丫	妈说了,家里就这条裤子能见人,我得回去换给我妹才能见人。(脸

红，跑下场）

汤飞凡　老百姓苦啊！

朱恒璧　就一条裤子，姐姐得回去换给妹妹穿才能见人……怎么这么苦！

颜福庆　看来，确实还有好多事情，等着我们去做，好多事情……

［朱恒璧、汤飞凡下场］

苏德隆　颜院长，我……（将成绩单交给颜福庆）

颜福庆　（看成绩）这学年成绩又拿了第一？

苏德隆　嗯，对……

颜福庆　那就是全班第一毕业咯？

苏德隆　嗯……

颜福庆　还是想做医生？

苏德隆　嗯……

颜福庆　想做外科医生？

苏德隆　（眼中放光）是的！

颜福庆　为什么想做外科医生？

苏德隆　因为，这是最好的医学生都向往的方向啊！

颜福庆　（点头）卫生模范区实习得怎么样？

苏德隆　嗯，看到很多东西，也学习了很多东西，老百姓真的……苦！

颜福庆　你知道我为什么让本科学生都要投入到公共卫生中去吗？

苏德隆　是希望我们给本地居民普及科学卫生知识？

颜福庆　不仅如此（拍肩），我希望更多的医学生，能关注公共卫生学科，参与到为广大人群服务的事业中。

苏德隆　那我们做大夫，不也能为人群服务？

颜福庆　我在长沙、京、沪行医办学几十年，看到我们中国的农村原本卫生习惯也没有，百姓生了病也无钱医治。这些年我们做了不少工作，但一个人的力量终究难改千年的沉疴陋习。我希望年轻人们，能够一起投身到咱们公共卫生事业中——你是我们最好的学生。

苏德隆　我想……或许，公共卫生学科确实很重要，您一直很重视，可是……

颜福庆　我知道你在时疫医院实习得不错，可以考虑好好研究下流行病。

苏德隆　我之前没考虑过这个问题，我……

颜福庆　那现在考虑下。等全新的上医建成了，大有可为。（拍肩）

　　　　［颜福庆走下场］

苏德隆　（看着颜福庆离去的背影，点头）我明白了，颜院长。

第七幕 教务主任

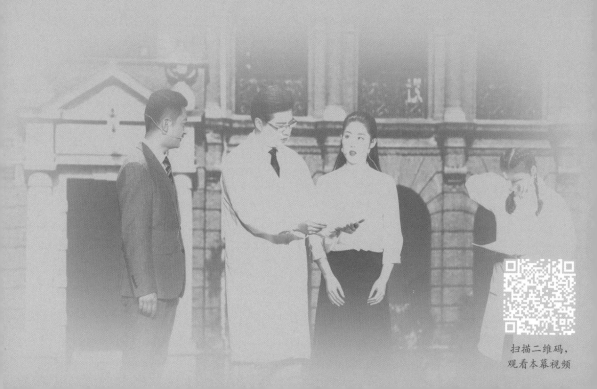

时　　间	一九三四年
地　　点	中国红十字会总医院（今复旦大学附属华山医院）
人　　物	朱恒璧、颜福庆、黎雪梅、李梦兰

［中国红十字会总医院内，朱恒璧批评学生］

朱恒璧　你们知道，我们上医一贯倡导"公医制"，上医毕业的医生，不得挂牌开业私人诊所，而应在公家医院工作，专心致志为病人服务及培养医学人才。所以，上医让我在这里做教务主任，我就要站好我这班岗，教书、育人，为国家培养出最好的医生和护士！我们上医只需要真正的人才！我们只培养真正的人才，也只招收真正的人才！我们上医拥有全国最严格、最公正的招生制度！Congratulations! By the way，希望你们在今后学习中打下坚实的基础，我指的是基础学科的训练！所以，我们上医也就必须实施全国医学院标准最高的考核制度。各学科成绩考查，包括考试、实习报告、学生勤惰及其操行，综合审定。各学科成绩只有达到65分才算及格！达不到的，就是不及格！凡学分不及格学科占该学年总分20%以下者，可以补考；占20%～50%者，必须留级；占50%以上者，退学！如果你们一年级学生，第一学期总分有50%不及格者，即令其退学！（分发试卷，学生逐渐散开）

［李梦兰呆站在原地，其他学生互相窃窃私语，黎雪梅带一张试卷与颜福庆上场］

黎雪梅　院长！院长！好像一年级一班的成绩有点问题。

颜福庆　怎么回事，雪梅？

黎雪梅　颜院长，我这里看到一张漏掉的卷子，好像是哪位同学的卷子，少批了一张，应该是哪位老师疏忽了。

颜福庆　我来看看。这位同学答题答得不错。走，我们去他班上去看看。

黎雪梅　稍等，好像朱主任在训话。

颜福庆　好大的火气。（笑）学生叫什么名字？

黎雪梅　李梦兰。

朱恒璧　李梦兰！你这次怎么搞的，考成这样？

李梦兰　朱主任，我不知道……

朱恒璧　嗯？

李梦兰　我是说，我觉得……

朱恒璧　觉得考得很好？

李梦兰　不是不是……（哭）

朱恒璧　我刚才说了，在我们上医，各学科成绩只有达到65分才算及格！达不到的，就是不及格！凡不及格占50%以上者，退学！一年级学生，第一学期总分有50%不及格者，即令其退学！

李梦兰　朱主任……（泣不成声）

［黎雪梅、颜福庆上场，同时安慰李梦兰］

黎雪梅　朱主任，你看这个，应该是收卷子的老师疏忽了，梦兰好像答得还不错。

朱恒璧　啊？我看看。（颜福庆走到朱恒璧身后，黎雪梅安慰后李梦兰亦站至其身后，朱恒璧改口）我想告诉你，我在这里做教务主任，我就要管怎么教书育人，怎么为国家培养出最好的医学生。我们上医，只需要真正的人才，我们只培养真正的人才！真正的人才！不要觉得这一次考试不错，就放松对自己的要求。颜院长，还有什么要说的么？

颜福庆　朱主任说得对，对学生严要求是我们上医的传统。当然，对老师要求严格，也是我们的传统。我们上医采取导师负责制，学生的学习、生活，导师都要负责。批改卷子出现错误那更是大纰漏，朱主任会严查

　　　　　的，是不是?

朱恒璧　当然！当然！一年级导师是谁？他们的生化课谁上的？雪梅一会儿告诉我！

黎雪梅　好的，主任随我来。（拉着朱恒璧下场，颜福庆笑）

第八幕 院歌

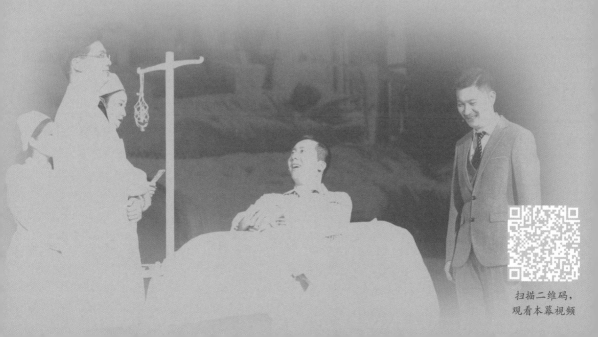

时　间	一九三四年
地　点	中国红十字会总医院病房内（今复旦大学附属华山医院）
人　物	颜福庆、朱恒璧、黄炎培、珊珊、护士

> **旁　白**　1934年6月21日，上医教务委员会郑重宣布：以"正谊明道"为院训；以"余誓以至诚，本余所学，为人群服务，严格医师条诫，终身不渝，并力求深造，克尽厥职，谨此宣誓"为学生毕业誓词。每位上医毕业生都须庄严宣誓。在颜福庆心里，与誓言相应，上医还缺一首院歌，以勉励学子们因书明理、以谊怀道，真心实意地为人民群众服务。

［颜福庆、朱恒璧、珊珊、护士带小推车上场来到黄炎培病床前］

朱恒璧　黄先生，恢复得怎么样啊？

［珊珊带领护士检查黄炎培补液情况］

颜福庆　是啊，任之兄今天觉得好点吗？

黄炎培　哎呀！有劳朱主任、克卿兄大驾，好多了，你看（拍肚子），不痛了。

朱恒璧　别拍，新缝的。（众人笑）

［护士撤走补液］

珊　珊　黄先生，今天就吊这些，明天我们继续。

黄炎培　你们护士们太费心了，每隔一阵子就要来看我一趟，我还不算老。

朱恒璧　这都是我们医院的规矩，您是病人，又刚接受手术，当然是必要的。

颜福庆　任之兄，这次朱主任可是调集了我们上医外科最先进的团队给您主刀，有没有感觉不一样？

黄炎培　昨天手术前，就感觉大家白大褂穿得都很整齐，然后，就没有然后了。

朱恒璧　有没有感觉到我们外科大夫手艺都特别精湛？

黄炎培　朱主任，我要是感觉到，可能就是你们麻醉医生工作失职了！（众人笑）

珊　珊　黄先生真幽默，可这几天不能笑得太用力，会影响缝线针脚的哦。

黄炎培　还是珊珊主任关照得好，朱主任就是要逗我笑。

颜福庆　朱主任平时都是板着脸，今天特别为任之兄破例。

朱恒璧　我说的可是实话。如今红十字会总医院的外科团队，基本都是上医培养出来或在上医任教的人才，昨天为黄先生主刀的小黄大夫就是了不得的年轻人。夫人的表兄牛医生兄弟，昨天也在台上。

黄炎培　哎呀，那失敬失敬。

颜福庆　等我们医事中心的中山医院新楼建好后，会有更好的手术室，也能培养更多的外科大夫为人们服务，到时候……

黄炎培　我一定不会在手术室里，我在手术室外庆祝！（众笑）

颜福庆　还有件事与老兄你有关，我要去贵乡川沙，去办农村卫生模范区！

黄炎培　朱主任、克卿兄，你们医学教育搞得好啊，为上海做大贡献了！

颜福庆　论教育，任之兄才是我们的榜样，中华职业教育社功德无量！

黄炎培　职业教育和医学教育还是不一样，搞医学，您二位专业的。

朱恒璧　看到黄先生恢复得那么快我就放心了。那我和珊珊主任去别的房间查房去了，您和颜院长聊聊。（道别）

［朱恒璧、珊珊、护士带小推车下场］

颜福庆　上次拜托兄台的事，考虑过么？

黄炎培　麻醉一过，我都忘了，什么事？（鬼脸）

颜福庆　学医我在行，舞文弄墨，还是你们文人的基本功。

黄炎培　开个玩笑，医学院院歌的事我当然放在心上，这不你们来之前我还在想着，怎么把我们医学生的精神和责任写出来。

颜福庆	所以，我还是必须拜托兄才是啊。我想着，歌词里最好能体现校训"正谊明道"的含义，又不要太刻板。能讲到"为人群谋幸福，为人群服务"是最好，写出我们作为医学生的意义，就是要为人们服务，灭除人们的病苦，那也是我辈医学人的责任，最好还要节奏明快一点……
黄炎培	人生意义何在乎……
颜福庆	什么？
黄炎培	没什么，我是觉得，克卿兄好像已经替我起了一句好词了。
颜福庆	哦，是么？
黄炎培	人生意义何在乎？（打节奏）……为人群灭除病苦。（自读）
颜福庆	我希望一唱起来，便能振奋人心！

［黄炎培、颜福庆下场，旁白上场］

第九幕 落成

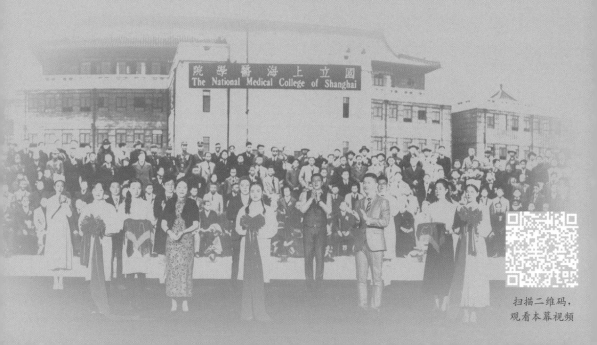

第九幕 落成

时　　间　一九三七年四月一日
地　　点　枫林桥边
人　　物　颜福庆、宋霭龄、珊珊、黎雪梅

> **旁　白**　在政府的支持下，颜福庆利用募捐所得进行土地置换，廉价征得枫林桥畔沈家浜的百余亩土地作为上医新校舍，并将市政府路的办公大楼及外交大楼作为医学院教工和护士的宿舍用地。此时的颜福庆亲自抓经济、管人才，教务主任朱恒璧雷厉风行抓教学，二人一主内，一主外，默契配合，上医发展进入了快车道。1937年4月1日，枫林桥边，中国医务界迎来了一场盛会。

〔剪彩演员上场，颜福庆、宋霭龄上场，捧花女生带彩带上场，珊珊、黎雪梅带剪刀上场，全体演员待剪彩完后鼓掌〕

画外音　下面有请上海医学院院长颜福庆教授发表演讲。（掌声）

颜福庆　谢谢大家，谢谢各位对上海医学院、上海中山医院、中国的医学事业的关心！在这里，我先要感谢一位仁兄，他在上海中山医院募捐晚会上，站在我这个位置，可惜他今天没有出现，也再也不能亲自来我们新建的中山医院看看了，他就是史量才兄。（台下唏嘘）可是，他又会一直陪在我们身边，亲眼见证我们上海医学院和医学事业的发展。（台下疑惑）量才兄的家属为我们医学院捐款，在校园里建造了我们自己的护士学校。为了纪念量才兄一家的厚谊及与我们之间的因缘际会，我们将这幢小楼命名为"量才堂"。（掌声）其他建筑也是一样，大家都看到了，我们新建的中山医院与医学院的主楼，都是许许多多像史量才先生这样的热心人一起促成的。原谅我们做医学的人不太会说话,说不出那么华美的辞藻,但我在这里代表上海医学院同仁,向大家表达自己的欣喜与感激。正是因为得到了社会各界的支持,我们上医,才会在创校短短十年之间,取得不小的成绩。只要我们认定了我们从事的医学事业,是社会所需要的事业,大家埋头苦干,其实不必要多宣传,就一定能博得社会上的同情与支持。这次为中山医院建筑捐款的人数达到956人次,就是很好的一个例证。我们认定,医药卫生事业是关系到人命的科学;医师手里,是人命生杀之权。所以我们上医延聘教员及医师的时候,必定是先注重其人品,严格审查,极其慎重,因此也博得了各界的信任。最后,我想跟在座的医学生说上几句:"我们上医认定做医生、护士的人选,必须有牺牲个人、服务社会的精神。服务医药卫生,是不能存升官发财的心理的。若然有人以服务人类、为公众利益为目的去学医,这才是最好的。取这种目的的人,才是人类的服务者。如在学院或医院服务的同仁,皆有此决心,则医药卫生事业,定有相当的进步。所以医学人才的服务精神,比物质上的需要,其关系更为重大!"

[众人鼓掌,颜福庆退后,宋霭龄上前,二人相遇]

宋霭龄 克卿说得太好了!

颜福庆 夫人过奖了,说了些心里话。

宋霭龄 中国有克卿这样的人物当大夫,我们做老百姓的都是放心的。

颜福庆 就是要让大家放心嘛。这次你夫妇来也是费心,今天急着回南京么?

宋霭龄 (改容)克卿,这趟来,还有一件事要关照。

颜福庆 有事?

宋霭龄 嗯,是。去年冬天的事儿,克卿也听说了?

颜福庆 您说的是"西安事变"?

宋霭龄 (手势"嘘")嗯,是的。是夫人托我来问,我说上海的医疗是顶顶好

	的，我跟她提上海医学院，夫人一猜就猜到是你，她也放心了。
颜福庆	（明白了什么）嗯，好，我随时。（停顿良久）汉卿怎么样了？
宋霭龄	（默语，摆手）
颜福庆	（岔开话题）我们啊，就是继承先总理行医的遗愿，也是实现他求中国之自由平等的组成部分。
宋霭龄	哎……最近华北形势也不好了。怨不得东北军心里不平，弄出这么一个事儿。
颜福庆	是啊，我也是听说，平津最近也不安定，怕不是又要战事再起，希望天下太平。我也是经历过学校被炸的，战事不要又烧到上海。我们啊，就多多培养医生、护士，以后可以多多报效国家。最好啊，也能把华北、东北都收回来。
宋霭龄	克卿也不可掉以轻心，你这里做些准备。

第十幕 抗战

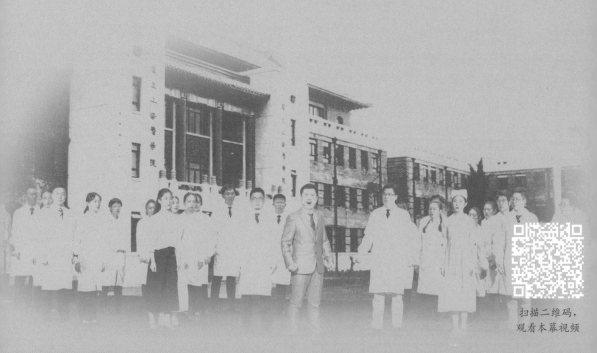

扫描二维码，观看本幕视频

时　间　一九三七年十一月

地　点　上海医学院东一号楼

人　物　录音师、黎雪梅、颜福庆、应元岳、朱恒璧、群众等

第 一 场

[录音师、黎雪梅、颜福庆聚于录音台前]

录音师　颜院长，准备好了么？我们再来一遍！开始！

颜福庆　抗战以来，日寇公然违背1929年《日内瓦公约》，对从事人道主义工作的红十字会工作人员，进行狂轰滥炸，犯下滔天罪行。8月18日，真如红十字会医院遭到日机轰炸，死伤5人；8月19日，南翔红十字会救护队，遭到日机轰炸，死伤6人；8月23日，救护队员43人，正在罗店拯救伤兵，突然遭到包围，日军撕去队员白大褂上的红十字会徽章，强令他们跪下，惨无人道地加以杀害……（哽咽）医护人员5人当场遇害……

录音师　颜院长，要不我们先录到这里。

黎雪梅　您再休息一会儿。

[爆炸声音逼近]

颜福庆　日军这么快就进入南市了？大家都准备下，快撤进租界吧。雪梅，我们回外交大楼看下。

众　人　好的，颜院长也小心。

[颜福庆、录音师、黎雪梅下场]

第 二 场

[朱恒璧、应元岳上场，与群众传递打包箱子寄物品]

剧说上医

［群众搬运仪器、设备，伤兵穿行］

应元岳　止痛针两箱，盘尼西林一箱。

朱恒璧　止痛针两箱，盘尼西林一箱——看到颜院长了么？

应元岳　止血钳十包，外科钳十包——什么？

朱恒璧　止血钳十包，外科钳十包——我说……

应元岳　好了，最后一车，最后一车了。再看下，这个箱子要不要？

朱恒璧　拿上吧，不给日本兵留下一砖一瓦。我说看到颜院长没有？！

应元岳　不留一砖一瓦，就应该把外交大楼也炸了不留给他们。（向外，担架）快抬，床号多少——0359003——还有多少？这车装得下么？

朱恒璧　我看下，还有十床伤员。我问你，看到……

应元岳　（急，紧张）十床伤员，这车装不下啊！（大爆炸）鬼子快来了，快跟我装车，快走！

朱恒璧　（绝望，语速慢）元岳兄，我这儿还有二十个弟兄在二楼，还有二十五个……

应元岳　（绝望，慢）二十五个这次走不了，下一班。（挥手）你们快走！（轻声）不要管我们。

朱恒璧　我问你，颜院长人呢！

应元岳　颜院长！我……他还在一号楼里？！

［朱恒璧双手搭在应元岳双肩］

朱恒璧　你快把二楼的弟兄先运走，我去找颜院长。

应元岳　我跟你去！

朱恒璧　（按住应元岳）你把伤员给我运到租界区，我去找！颜院长不会有事的！

［朱恒璧说完冲下场］

应元岳　（扭头，急哭）弟兄们，跟我走。

［应元岳、众人带所有纸箱下场，同时颜福庆跑上场，黎雪梅也跟着跑向颜福庆］

黎雪梅　　院长，我们走吧，日军炮声很近了！院长！

　　　　　［众人跑上场，站在颜福庆身后］

众　　人　　院长！

颜福庆　　让我再看一眼！

颜福庆　　如果可以，我真不想走……原以为我们建好了新校舍，这里就是上医，永远都是上医。可我现在才知道，只有我们在，上医才在；往后我们在哪里，上医，它就在哪里！（面向众人）我们走，我们把上医开下去！上医不会亡！中国不会亡！

　　　　　［众人上前一步］

众　　人　　上医不会亡！中国不会亡！

《颜福庆》剧末视频文本

"上医不会亡,中国不会亡。"——淞沪会战后,枫林校舍被日军占领。上医由此几经迁址,再谋发展。一部分上医人留守上海,坚持教学和临床工作;另一大部分师生则迁往大后方:先至昆明,而后辗转到重庆。一路栉风沐雨,却仍坚持为国育才、为战医伤,逐渐在歌乐山建立起了集医学教育、医学临床、公共卫生、护理、药学等多学科于一体的"大后方医事中心",扶伤授业、弦歌不辍。这一次内迁客观上提振了当时内陆的医学水平和卫生意识,也为国家的医学教育保存了薪火。新中国成立后,上医积极参与到大建设当中,在建国初期便汇聚起了 16 位一级教授、22 位二级教授的师资队伍;并于 1955 年响应国家号召,再次溯江而上,筹建重医。开启了华章鼎盛的发展阶段。

自 1927 年始建至今,上医的历史就与中国近代救国图存的历史紧密相连,始终与时代大潮同行,与时代精神同频共振。从积贫积弱、山河破碎的烽火年代,到奋进勃发、成就辉煌的复兴时期,上医人始终不忘克卿先生的宏愿,"为人群服务"的初心始终如一。

如今的中国正处在不断开拓、向前发展的新阶段,人民对生命质量与健康服务的期待日益高涨,这对医者提出了更高的要求。在抗击新冠病毒的战场,在资源相对匮乏的贫困边远地区,在疑难重症攻坚克难的临床与实验室……处处可见上医人的身影。"正其谊不谋其利,明其道不计其功",一代代上医人将自己的青春投入祖国的山河大海,践行着"正谊明道"的院训。

鉴往知来。今天的上医,正迎来新的发展机遇。在探索综合性大学医学教育管理新体制的征程上,在为服务健康中国战略和人民生命健康的事业中,我们回望颜福庆先生的点滴故事,不仅是在纪念中国医学教育的来之不易,发展之不易,更是在晨钟暮鼓地提醒着我们,如何做好新时代的上医人。

在如今的复旦大学上海医学院,先生的全身雕塑竖立在一片开阔的草坪上,与对面的"福庆路"遥遥相望。院歌仍如八十余年前那样唱:"人生意义何在乎?为人群服务。服务价值何在乎?为人群灭除病苦。"——在颜福庆先生的注视下,一代代学生唱着这首歌,沿着颜福庆先生和上医前辈的脚步,汇入时代的大潮,奋楫争先——成为医者,成为为人群服务、为强国奋斗的践行者,成为新时代的上医人。

扫描二维码,
观看剧末视频

《颜福庆》大师剧插曲

《你的背影》

作曲：陆　威
作词：祁　金　陆　威
编曲：毛覃愉
演唱：吴　平
合声：王乐平　张天予　李承霖　陈　迪　黄若曈
录制：有度录音棚

你的背影，风雨中坚定如初；

为人群服务，不论寒暑；

瓦砾焦土，医路险阻何曾停驻？

十载辗转反复，创上医褴褛筚路；

誓为人群灭除病苦，人生意义在此一途。

山河风霜雨露，托命之场教会仁心仁术；

他朝白衣执甲，一心只为健康守护；

义无反顾，从容面对艰难险阻。

是你的背影，从未在我视线模糊；

是你的背影，照亮后人行医的路；

是你的背影，从未在我视线模糊；

是你的背影，照亮后人行医的路。

扫描二维码，
观看插曲MV

演职人员

首场演出演员介绍

汪鼎鼎 饰 颜福庆

眼耳鼻喉科医院
麻醉科主治医师

朱金苗 饰 曹秀英

上海医学院机关党委科员

丁有苋 饰 颜雅清

基础医学院临床医学八年制
2018级本科生

陈玺竹 饰 颜湘清

护理学院护理学四年制
2020级本科生

戚建平 饰 唐绍仪

药学院副教授

陈懿 饰 黎雪梅

基础医学院临床医学八年制
2018级本科生

周晓岗 饰 叶子衡

中山医院骨科
副主任医师

叶尘宇 饰 宋霭龄

中山医院心理医学科
副主任医师

戚芷芄 饰 报童 等

基础医学院临床医学八年制
2019级本科生

剧说上医

082

王政民 饰 **汤飞凡**
中山医院临床医学五年制
2016级本科生

高一丹 饰 **珊 珊**
公共卫生学院预防医学
2018级本科生

党正一 饰 **嘉道理**
公共卫生学院预防医学
2019级本科生

张沛骅 饰 **苏德隆**
华山医院宣传部科员

陈海燕 饰 **杜金花**
中山医院心脏超声诊断科
副主任医师

黄泽宇 饰 **助手阿仁** 等
公共卫生学院预防医学
2019级本科生

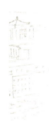

田 松 饰 **乔大** 等
公共卫生学院预防医学
2019级本科生

栾 骁 饰 **朱恒璧** 等
中山医院急诊科主治医师

沈祐民 饰 **阿翔** 等
基础医学院临床医学五年制
2020级本科生

演职人员

王心童 饰 黄小丫 等

华山医院临床医学八年制
2015级本科生

马 娟 饰 李梦兰

公共卫生学院预防医学
2019级本科生

郦梦南 饰 黄炎培 等

中山医院科研处科员

宁 静 饰 护士 等

华山医院临床医学八年制
2015级本科生

王 芸 饰 录音师

眼耳鼻喉科医院宣传文明办科员

陆 威 饰 应元岳 等

中山医院药剂科药师

韩 栋 饰 讲述人

华山医院手外科主治医师

主 创 人 员

指　　导：张艳萍

监　　制：陆柳、毛华

编　　剧：王启元、黄厚斌

导　　演：王启元

副 导 演：张沛骅、叶尘宇

舞台监制：陈琳、王一然、陈茂祥、汪巧

灯　　光：马楚涵、汤孝妍

多 媒 体：马楚涵、张晓磊

视频制作：马楚涵、任家、张天琦、麻慧琳

音乐音效：毛覃愉、魏喆懿、姚天恺

联络统筹：陈琳、陈思宇、王丹、朱金苗

宣传组：张欣驰、王芸、麻慧琳

服化组：陈思宇、王芸、花蕾、马飞宇、胡海琛、洪波、焦雅馨、张馨阳

道具组（首轮公演）：张晓磊、唐玮、潘宵、陈茂祥、曹涵、杭桢、张续阳

道具组（复排公演）：张晓磊、秦诗杨、毕大力、车相贤、赵欣茹、吴佳宁、史悦冉、王文静、叶林、孟玉聪

场务组（首轮公演）：龚博、张紫荷、周千宇、刘诗楚、朱天豪、戚志悦、刘子欣、邱骏雯、唐奕敏、谢鲤潞、陈怡楠、郑子涵、晏璐、余贝贝、梁艳迎、王婷、李欣然、张道秀、雷璐、沈玉佳

场务组（复排公演）：杨柳、李仕祯、龙萍、何春燕、许雨阳、沈子月、苏熙婷、李昕玥、徐冯祎旸、杨佳、周骥桐、唐一飞、王贞茹、林学广、曹佳真、尤书慧、周晓楠、应金萍、琚海昕

演职人员感想

见天地见众生——导演手记

本来过去了这么久，也许大家都快忘了大师剧的事，但陆老师、沛骅、陈琳都陆续提起，问我有什么想记下来的。我总以为，排大师剧是为了缅怀大师，而话剧本身似乎未必值得记住，相聚离开都有时候，百年后，若有校史研究者关注到今天有一群有为青年曾经排过大师剧就足够了。没想到过了半年，还需要把那时大家怎么聚起来、怎么排练的细节都留下来，那倒是颇考验我的记忆力。不过我答应的时候是欢喜的，毕竟，那是我本命年里度过的最快乐的时光。

我自认为我是一位非常严肃的人文学者，大部分时候都在从事文献学、地方史的研究。有幸与学校大师剧项目结缘，渊源始于2017年。因参与编剧四部创校大师的话剧，使得之前仅为话剧与校史爱好者的我，因缘际会闯入了大师剧的项目。之前在很多访谈中我已多次分享过这重因缘，也非常感念学校给我这次机会，让我学者生涯之中增添了些许文艺的色彩。虽然我现在在本部从事人文学科研究，但我本科毕业于护理学院，是复旦大学和上海医科大学两校合并后第一位男护理本科毕业生。相较于大部分剧作者，我对上医与颜老无疑要亲近很多。几乎在《马相伯》《李登辉》《陈望道》三部大师剧开始的同时，我就与黄厚斌搭档筹备颜老话剧的剧本，很快也有了初稿。凭借之前马、李诸剧的经验，我对颜剧初稿还颇为自信。记得2018年第一次去枫林校区报告剧本情况的时候，我被一顿痛批，差点怀疑人生。后得历史学系高晞老师的悉心指导下才重新梳理出全新的线索。中山医院朱畴文副院长也在第二次报告会上力挺新作，让我感念颇深。那次之后，很快迎来了演员的海选，不过很可惜，那一次并没有走到最后的演出，一直是我的心结。之后的两年里，高老师、朱院长和诸多"枫林"师友见我就问，"颜老大师剧什么时候上演呀"，我都只能报以苦涩的憨笑。

2020年疫情之后，陆柳、毛华和思宇专程从"枫林"来我茅椽蓬牖的理科图书馆办公室，一起谈颜剧与颜老纪念的事宜，我欣喜万分，重新翻出搁置许久的旧稿。彼时编剧搭档已毕业回家乡教书，不过我很快修改了一版，并在之后漫长的排练时光里，数易其稿。我经常对自己的编剧之能敝帚自珍，并不愿轻易其稿，不过这次是特例。在全剧组的帮助下，剧本结构、人物及出场等设置，一直到演出前都在不停地改动。剧本的修改无疑能激发出所有人的活力，如全剧最后"朱恒璧院长"带领所有演员在舞台上全场飞奔抢运物资的戏，就是反复修改的结果。在我主笔的四部大师剧中，单就剧本，我最喜欢颜老的这部——这并非是写在颜老剧后的导演手记中才这么说，马、李、陈诸位校长同样是人格伟大、才华出众的大人物，但无论是一生，还是本剧的节选，颜老都具有其他大师所不具备的冲突，那不是个人的气质与品德所能左右的。颜老中年几乎以一人之力，在家乡创办上医，十年而成，再经抗战，这一时段被采用为本剧主要时代空间。虽然上医专家与耆老们也认可颜老新中国成立后建设新上医、主持西援重医直至其逝世的戏剧冲突更为激烈而深刻，但十年初创上医的历程，足以表现其作为医学教育大师的形象。在采纳大家意见之后，我把原剧本中办学化缘、募款募地的情节缩减，而把医学教育、延揽人才的比重逐渐扩充，把原来尚属配角的教务长朱恒璧，硬生生改成了"大男二"。

全本的剧本总会留下点遗憾。我编剧的初衷，是想还原一位大师作为一位"人"的方面，为观众与我们的演职人员呈现颜老功勋事业的同时，让人看出这是一位怎样的人，是温情、可爱，抑或是坚韧、固执，那才是真的大师。所以原剧中放了许多情感线索，比如，颜老与夫人曹秀英间的夫妻之情。无论颜老办学顺利或不顺利，夫人曹秀英一直默默守在颜老身边给他以最大的帮助。原有一段情节是颜老向罗氏医社（即洛克菲勒基金会，民国的译名即是高晞老师所授）募集办学之地，延宕多年不能开工，地址就在震旦大学（今上海交通大学医学院）边。心力交瘁的颜老意识到可能建造新校舍的梦想就此失败，回到家后表现得低落、焦躁、欲哭无泪，这时会有一段与夫人间无语相对又强装无事的对手戏，最后爆发升华，是想致敬名片《至暗时刻》中加里·奥德曼演的丘吉尔。最终这段戏被我自己舍去。而另一处表现颜老与女儿雅清间父女情感的戏，我本来非常期待，但因为有相似的募款情节交错，最后被割爱，我失落了很久。颜雅清是民国时期的奇女子，于我们上医人来说，她是"颜福庆的女儿"，可对于民国史的爱好者来说，颜老倒是"颜雅清的父亲"。在创作剧本的时候，我们编剧团队便对雅清这一角色特别用心，甚至动了专门为她创作一部剧的念头。颜剧中固然无法用非常多的篇幅表现雅清个人，但我仍希望她的出场，不仅能烘托她的父亲创校艰辛，复杂的父女之情，而且能让人看到新女性所禀赋的气场与特质，尤其她的第一次出场便是整部剧开头，雅清与妹妹湘清不经意的对话，引出整部戏的因缘。在挑选演员的时候，第一时间便定下丁有芃出演。芃芃之前便演过大师剧，我很早就听说她舞台感非常棒，能深入角色，也有层次和变化。试戏时候，她既能驾驭少女姐妹间的体己对话，也可以在父亲与嘉道理交互中展示成熟女性的智慧与魅力。

每部剧面试演员都是快乐的，颜剧我还经历了两次。第一次是 2018 年的夏天，在本部见面的演员中，有几位都在两年后加入了最终版的剧组。比如，印象最深的叶尘宇医生。叶医生在本部那次大约有点匆忙，发了剧本对完戏要提前走，所以我们一开始稍微寒暄了下，听说已是中山医院的医生。我用自己 400＋的近视眼端详了一下，贸然寒暄：一定是学妹吧，我也是上医毕业的。鉴于后半句在邯郸校区时有非常有效的拉近关系的作用，叶医生也慨然问起我毕业于哪年，最后证明我才是应该叫"姐姐"的那个。不过后来在"枫林"的演员见面会上，我见识到叶医生的风采，尤其是反串颜福庆时与黎雪梅在吴淞口江船上远眺吴淞校舍被炸时的情景，即兴演出让人动容不已。叶医生在剧中的戏实在太少，并用沪语演出，作为编剧很感惭愧，明明女一号角儿，只能一闪而过，最后只能诚邀叶医生为我们担任副导，不少学生演员颇得叶医生指点。陈懿是同学中演员面试第一个来的，印象最深的是她对戏、对台词时经常一脸绯红，但依然能保持方寸不乱。女生中另一位每次排练都准时出席的丫头就是高一丹，虽然我也不认为她的戏路仅限于"白甜"，但她身上确实有太多偶像剧的气质，看她与"汤飞凡"的小小一段对手戏，便大有要跑偏的意思。不过其实我并没担心过这点，我挺想看跑偏的剧情，毕竟我写不好。

相比而言，男演员好多都已是医生，扮演的又都是同龄角色，一位位都是信手拈来。栾骁医生的张群市长与朱恒璧主任虽然很像，但气势汹涌澎湃，正合我意。陆威医生跟栾医生经常对手出现，正好形成反差。若早知道陆医生音乐素养那么扎实，应该让他抱着吉他来一场。郦梦南老师在台下活蹦乱跳，最后加派给他一个活泼的角色，去演在红十字会总医院开刀的黄炎培。黄的戏史实无考，只在《朱恒璧传》里提过，问过中山医院院办杨震主任，也说没有明确的记载。不过郦老师卖力的表演仿佛真的让我们看到挂着引流瓶为上医谱写"人生意义何在乎"的黄炎培。郦老师的尊讳，还让我即兴创作了一个剧中挨骂的角色"李梦兰"，原因之一是这也是个历史上复旦女大学生的名字，另一个原因是挺好听的，很女生。周晓岗医生一看就非常的稳，但想让他挑战下历史上有点花花公子的叶子衡，周医生非常努力地接受了挑战，继而把子衡演得很稳，仿佛叶澄衷老爷子的风格。因为周医生的稳，一天排练时，他诊断我可能有点腰突，我被吓得一整天情绪低落。剧组还有两位 90 后帅哥，一位是"一看就像班上读书最好的"的沛骅，一位是实际上读书就挺好的院士门生王政民。他们就是放在什么角色，什么角色就挺不错的那种演员。比如，拥有"健硕胸大肌"的王政民把一位严肃清秀的湖南大科学家汤飞凡生生表现成青岛沙滩上的大男孩；而扮演苏德隆的沛骅表演之成功，使得下台后苏德隆教授的外孙女拉着导演的手说："演得好、热泪盈眶。"显然是指我们"德隆"表现得好了。当然，"德隆"表现得好，我们陈海燕医生是首功。她那口地道的江淮官话可谓技压群芳，引得"德隆"现场笑场。"德隆"也兼了我们副导，我曾亲眼看到他拉着男生的手，细细地讲戏，我疑心他是不是扮演了一个老太太。

最后想起我们的主演、颜老的扮演者——汪鼎鼎医生。第一次面演员时，汪医生便到了。我一看这么年轻而沉稳的形象，便提议他试颜老，那时他确实比在场大一大二的男孩子们要成熟，仿佛博士在读的样子。结果一问又证明了我的眼拙，汪医生依然长我几届，说来惭愧，医生的保养真远胜文科生。汪医生是全剧唯一的一号，所有角色都围着他转，每一幕都有他。从台词表演到形象的压力，都平均压在了他和导演的身上。所以，导演一开始便对汪医生非常严厉——当然导演是不承认的。我给汪医生的压力和给"雪梅""姗姗"等人的其实也差不多。不过整个剧组一开始都在给我"施压"：汪医生多好、不要给汪医生太多压力、你没有看到他多努力嘛……搞得我"亚历山大"。不过汪医生的成长是让我震惊的。从叶医生示范江船戏被震撼到之后，我觉得汪医生瞬间入门，开始走近颜老的内心。随着逐渐驾驭医史、校史及大段台词，汪医生更是渐入佳境，起码，日后的排练中他那对浓密的眉毛开始逐渐抢戏，惊鸿一瞥，到处留情。不过我要申明，他在叶家花园那幕中的"加戏"不是我的授意，但让我欣喜，从心里开出花来。当然，汪医生留给剧组最惊艳的一点就是体型。我曾私底下和陈琳与陆老师说过多次，汪医生别的都好，就是略胖了点。颜志渊老先生明确说过要一个清秀且会说本地话的演员来演他祖父是最好。本地话好歹可以用上海话遮掩，那"清秀"可就得委屈汪医生了。结果汪医生在演出前真的瘦成了闪电，在台上步履轻盈。虽然不似历史上颜老的清癯，但瘦下来的汪医生，扮相仍别有精神。我参与的四部大师剧，主角表演最用心，也最成功的无疑是汪医生的颜老，毕竟经过生理变化的历程，才能走近心路历程。

这部剧能顺利演出无疑靠整个剧组共同努力，而其中用心最多的无疑是制片方复旦大学上海医学院党委宣传部。部里同仁全部上阵，保障我们排练与演出的方方面面。尤其致意陆柳老师，没有陆老师的坚持，我可能也不会有机会完成夙愿、致敬颜老。好几次排练至夜，陆老师载我回"邯郸"，一路上交流颇多，让我受益不少。

抱歉我无法一一提到剧组所有人的名字与贡献，每一位都是这部剧成功演出的基石，我欠大家一个深深的鞠躬。

演出后的 11 月 29 日，是颜老五十周年忌辰的日子，又正逢周日，我与老友专程走访了江湾镇，寻访颜老出生及长期生活过的地方。从复旦校园一路西行，能看到沟通江湾与市区的虬江故道、沙泾港、淞沪铁路江湾站，这些地方都是早年颜老自江湾往返上海虹口需要经过的地方。铁路边钱团运牧师创办的伯大尼孤儿院（Bethany Orphanage）（江湾纪念路 500 号）则是颜老夫妇在抗战前后参与筹建的慈善组织。江湾镇上对于颜老最重要的地方无疑是其出生地——江湾圣保罗堂,经历淞沪抗战后旧堂遗址尚未有定论,我们最后便在江湾市河走马塘岸边遥寄颜老。哲人其逝,斯水长流,愿颜老的故事与精神长存天地,影响更多年轻人,服务社会,投身医学事业。

——导演、编剧
复旦大学中华古籍保护研究院副研究员　王启元
写于虹口港同仁医院旧址、颜老求学时实习地

我与颜先生的世纪交汇

我叫汪鼎鼎，是复旦大学附属眼耳鼻喉科医院一名普通的麻醉科医生。

我从来没有想过会去演话剧，而且是这么重要的角色。

2020年9月下旬，我接到通知，要到上医参加《颜福庆》大师剧的选角读本会。这一切都缘于在8月时我们医院举办的一场科普大赛，我代表麻醉科上台表演了一个4分钟的小节目。虽然这个节目最终只拿到了三等奖，但当时作为评委嘉宾的上医党委宣传部陆柳老师在看完参赛作品后，认为我比较有"表演天赋"，于是就向我们医院宣传科沈爱琴主任推荐，希望我能加入上医即将排演的大师剧并出演一个角色。

沈主任告诉我这个消息的时候，我在惊讶之余也颇感欣喜，因为我从来没有上过话剧舞台，即便是能出演一个龙套，那也是非常难得的体验。于是我翻找了上医的微信公众号，得知上医党委宣传部正在为《颜福庆》大师剧招募演职人员。招募推送上并没有透露过多的剧情内容，但从剧名就能得知，这是为了纪念创建上医的颜福庆老先生，展现他创校期间的故事。

很久没有回上医了，现在上医的建筑群落和我读研期间相比已经发生了巨大的变化。

那天，我花了不少功夫才找到选角读本会的活动室。进屋时，里面的人不多，我第一眼看到的是一位身怀六甲的准妈妈，原来她就是联络我的陈琳老师，也是本剧的舞台监制。我很忐忑地表示自己从未上过话剧舞台，陈老师倒是很宽我心，说所有演员都是业余的，陆老师推荐我过来应该是想邀请我出演苏德隆教授或者汤飞凡教授，这两位都是颜老先生的学生，也是上医创校的股肱。作为剧中的重要人物，找临床医生来出演更贴近角色的气质。

原来不是出演龙套啊，我心中暗喜。

很快活动室里就坐满了人，都是来试戏的"演员"，大概有二十多个人。自我介绍后，我才发现我是所有"演员"中年纪最大的一个，其他都是上医的在校大学生，来自各学院，从一年级到三年级，个个俊男美女。但大家都有些拘束，相互不说话。

又进来了一个年轻人，观其相貌和先前的俊男美女并不相符，但其言谈却颇具傲骨，他就是本剧的导演兼编剧——王启元先生。王导是上医毕业的第一个护理学男护士，后弃医从文。虽非科班出身，但已经排过好几出校园大师剧了，是很有经验的导演。

王导在自我介绍后，给每位"演员"发了剧本。这是我第一次看到话剧的剧本，原来除了引言外，就是所有角色的台词和动作。我飞快地去翻找苏德隆和汤飞凡的台词，牵涉到这两位角色的剧情只有两幕，台词并不多。全剧一共十一幕，我的心情有些复杂，但想着能有机会上台表演，知足吧。

选角读本会开始了，王导让我们车轮战，一人读一段，也就是按剧情每人读一个角色的整段台词。角色并不固定，每段台词的长短也不同，有时候能读很长一段，更多是好不容易轮到你读的时候，台词只有几个字，甚至一个字。

从大家轮番的台词表现，我大体也能感觉到哪些"演员"表现自然，哪些则略显生硬，想必王导更是一目了然。

很快，剧本两遍读完，王导突然冒出来一句话："谁来演颜福庆？"

现场鸦雀无声。

陈老师打破沉默："演员还没定，今天选角读本会就是想请王导看看谁更适合出演。还有几位中山医院和华山医院的演员还没来，都是临床医生，平时比较忙，但他们都有丰富的演出经验。今天来的除了汪医生是陆老师推荐的，其他都是我们推送招募的学生演员，我们打算请汪医生出演苏德隆教授或汤飞凡教授……"

合着今天是场海选，只有我有推荐出演角色。

王导翻了翻剧本说："这两个人出场和台词太少了，要不就汪医生演颜福庆吧。"

我大意了，等回过神来心想：这么草率的吗？

我赶忙表示自己从来没有上台演出的经验，最多只是医院小舞台做个主持人什么的。王导倒是淡定："汪医生你放心，演话剧就是上去玩，我会把你培养成出色的演员。你回去好好研究一下颜福庆的生平。对了，你看过《颜福庆传》吗？"

我摇头。

"那就回去好好看一下。汪医生你扮相应该不错，只是颜先生一生清瘦，你这两个月要减下体重，瘦到颜先生的样子，这样才能更像。"

当时我体重83公斤，离正式表演还有2个月，离拍摄定妆照还有6周。

感谢父母给了我端正的样貌，从小在中国西北长大，也能说一口比较标准的普通话。我并不担心自己会背不出台词，虽然全剧本两万多个字里面大部分都是颜福庆在说话，但只要花足够多时间，这都不是问题。比起读书时候背的《出师表》《琵琶行》，乃至做医学生时背的大量医学教材，有上下文联系的白话已经友好太多了。

我最担心的，是体重和表演。

先说体重。

在决定我出演颜福庆后，我就去查阅了所有能查到的颜老的影像资料。颜老一生辛苦，虽然留下照片不多，但容貌一直清瘦，甚至可以说是消瘦。为了能更接近他的体态，我必须快速减肥。

但人到中年，要在短时间内瘦下来，谈何容易。

我知道有很多所谓科学的减肥办法，如生酮、低碳水、代餐、运动、减肥药等，也有很多范例，但我之前都没有试过。由于平时饮食并不节制，好食甜腻，对自己的形象也没有要求，所以多年下来我一直是一个"油腻大叔"的形象，活在自己的舒适区，我挺快乐的。但只有6周的时间了，减肥根本谈不上能有什么计划。平日临床工作也忙，没有时间和体力去做运动，而且在我看来，前面提到的那些方法都不靠谱。最后，我几乎没怎么思考就决定了我的减肥计划，非常简单暴力，只要消耗比摄入多，肯定能瘦。

我平时上班都是开车，为了能多消耗热量，我开始坐地铁上下班。

我膝盖之前受过伤，不能跑步，只能走路。为了多走些路，我会先走2站路再上车，再提前2站路下车，单程能多走近7公里路程，以自己的最快步行速度行走，汗流浃背地到医院上班，汗流浃背地到家。有一天下班早，我步行三个小时从医院走回家，到家觉得腿都不是自己的了。

当然这还远远不够，要消耗体内过多的脂肪，必须节食。我开始不吃肉，然后不吃午餐，然后不吃早餐，最后不吃晚餐、不吃脂肪甚至不吃蛋白质，每天让家里帮我拌2根黄瓜当晚餐。家人担心我胃会出问题，倒也奇怪，我一天不吃东西居然没有出现过低血糖的症状，估计是体内糖原丰富。到后期，几乎每天除了吃两根黄瓜就是喝一些电解质饮料维持生理所需。

这个过程确实挺难熬的。有一次我路过地铁站旁边的"汉堡王"，在门口驻足良久，实在是经不起诱惑，进去买了个套餐狼吞虎咽下肚，然后就是满腹的罪恶感，想着大概几天都白走了。

除此之外，为了多消耗热量，让机体多产热，我只穿短袖，整个手术室只有我一个人穿短袖工作。到家里，我会像夏天那样光着膀子，家人都穿着秋衣像看神经病一样看着我，但这也是促使机体产热耗能的办法。由于我不吃午饭，中午换其他同事吃饭的时候，我会一直在复苏室绕圈，光换吃饭的时间我大概就会在不大的房间里走5000步，看得同事们眼花缭乱。喝水的时候我只喝凉水，也是为了带走更多的热量。减肥期间，我一次都没有坐过电梯，全部爬楼梯，只为了消耗每一个卡路里。

这种近乎自残的减肥方式确实收到了不错的效果，同事们都非常好奇我到底用了什么方法能让自己以肉眼可见的速度瘦下去。大家开始问我减肥的诀窍，我告诉他们，你们是做不到的。

当然，这么任性地减肥，不良反应也是有的。

因为上下班耗费更多的时间，晚上还要再出去走路，本该做的家务只能让家人承担了，每天陪孩子的时间也少了很多。女儿正在学说话，看到我就是"爸爸，拜拜"，因为知道我又要出去了。妻子对此也有怨言，说我为了台上光鲜亮丽，却要全家人为我买单。没办法，"包"治百病吧，看着见底的私房钱，我到底在图个啥？

另外让我很苦恼的一件事情，就是因为长时间的站立和行走，以及缺乏固体进食，我终于成了一位"有痔青年"。

痔疮原本就是成年人的常见病，没啥好忌讳的，但我不幸得的是血栓性外痔。那种难受真是谁得谁知道，而且走路减肥也不能停，每次排练一站就是大半天，对治疗真的不友好。如果在排练的时候发现汪医生突然消失了几分钟，那他可能是到厕所里去做治疗了。可惜这些栓剂只能缓解，不能治愈。

不知道那些要在台上和我握手的演员得知了真相后是什么感想。不过我以自己的职业生涯担保，我每次都戴好了指套并在事后做足了手卫生。

就这样，2个月里我瘦了12.5公斤。先前我83公斤；拍定妆照的时候，我74公斤；演出的时候，我70.5公斤。光这个记录，就够我吹嘘一阵子了。

颜志渊先生看了定妆照后表示："演员面貌接近本人，十分亲切！"

再说表演。

在第二次排练的时候，我的问题就显露无遗。当时正在排练"废墟"一幕，颜福庆面对被日军炸毁的上医校园，内心充满了悲痛和愤怒。在我以自认为很悲哀的口吻讲完台词后，导演直呼："情绪完全不对！"完全没有表现出那种一生心血被毁于一旦的悲愤。

第二次排练的时候，中山医院和华山医院的医生"演员"也来了。其中饰演宋霭龄的叶尘宇老师，是有非常丰富表演经验的"老戏骨"，在看到我拙劣的表演后，当场就给我做了演示。情到深处时，只见两滴泪水滑落面颊，相当震撼。我当时被吓到了，问导演需要表现到这种程度吗？导演倒是直言不讳："这是对你最低的要求了，你现在简直就是个读台词的机器！"

不是说好的演话剧就是玩儿吗？原来童话里都是骗人的！

我是一个不太善于将自己情感表达于表面的人。

这让我回想起2018年4月1日星期天，那天我正在科里主持培训活动，接到家里电话说父亲突然不省人事。在我驱车回家的路上，我异常冷静地联系了所有亲友往家里赶，反复联系"120"确认是否已经出车到现场。我脑中浮现了无数可能性甚至最坏的结局，因为父亲平素体健并无顽疾。

当我飞驰近 30 公里到家门口时，看到厦门路弄堂口停着救护车，车门开着，但车上空无一人。我跑上二楼，看到父亲躺在厨房地上，嘴里插着气管导管，有 2 名急救医生在轮流给他做胸外按压。

他们拦着我不让我进去，说正在抢救，我说我是麻醉医生，抢救了多久了？他们告诉我已经按压了 40 分钟，电除颤了 4 次，一点生命迹象都没有。

他们当着我的面做了最后一次电除颤，父亲的身体随着电流发生痉挛，看着除颤仪上始终是一条直线，身为麻醉医生的我太清楚这意味着什么了。

我没有要求他们继续抢救，因为我看到父亲的肋骨已经被压断了，我希望他能走得体面一些。

我亲手拔出了父亲的气管导管，将他搬到床上，第一次也是最后一次为他擦拭身体，并换上了干净的衣裤。

到底发生了什么？没有人能回答。

我和我父亲的遗体独处了 5 分钟，他躺在那里，没有心跳和呼吸，没有留下一句话，也没有任何征兆。我知道我的心里是悲痛的，但我没有流一滴眼泪。我是家里的独子，我必须要料理和安排好一切。

之后，我经常会梦见我父亲，他在梦里什么都没说，似乎就是从远处走来看我一眼。每每醒来都会发现自己已经泪流满面，枕巾尽湿。

我时常在想，如果那个周日我不在医院而在家里，当父亲突然倒下时我是否能挽留他？可惜没有如果。想想也是讽刺，身为美国心脏协会基础生命支持导师，培训了几百个人的急救技能，却在自己父亲心脏骤停时什么也做不了。这注定是我这辈子最大的遗憾了。

扯远了，说回表演。这一幕对我来说真的是挺难的，排练了很多次，要让自己达到共情并传递给观众。我想到了我的父亲，活着的时候经常嫌他唠叨，走的时候却一点没有拖泥带水。

演这一幕其实是挺累的，从情绪的酝酿到爆发再到收敛，每次演完我都会觉得手脚和面周发麻。我知道这是因为过度通气导致的呼吸性碱中毒，低碳酸血症会让面部潮红，严重的时候还会手足搐搦，这些症状倒也挺符合当时角色的处境。当然最终表演的时候大家都看到了，采访时有很多观众表示在那幕也跟着落泪了。我想应该达到表演的要求了吧。

在最后一次排练时，剧组请来了国家一级导演徐俊老师来为我们指导。徐导在看完整台节目后，肯定了我们这些业余演员的努力，但毕竟是非专业，时间也不允许有再多的变动。

他认为有两个地方还能再推敲一下：一个是在"上医落成"这一幕中颜福庆的演讲，要再注意一下节奏，并配上背景音乐；一个是最后一幕"抗战"，通过一些技巧将结尾推向高潮。

徐导亲自为我们重新编排了最后一幕，手把手指导了我的每一个动作和台词，在他的点拨下确实让最后一幕更加震撼人心。

徐导告诉我们演好话剧的诀窍，就是"真听、真看、真感受"，非常受用。

徐导走之前拍了拍我的肩膀，说了一句："你很棒，加油！"

演出中，当最后所有演员同时喊出"上医不会亡！中国不会亡"时，现场的所有观众都为之动容，并爆发出热烈的掌声。

我们的演出成功了！

《颜福庆》大师剧上了电视，多家媒体报道，让更多人认识了颜福庆，知道了他的事迹。

颜志渊先生看完剧后说："很感动，也很激动。同时我看到了我爷爷隐秘、伟大的一生，爱国、爱民、爱科学。他的形象再现在观众面前。"

我不善于做评论，在我心中，颜福庆先生是伟大的，但他的伟大不应该是由我讲述出来，而是他一直就在那里。

我还是一个普通的麻醉医生，能以这种方式接触到颜先生，我很感恩！

这就是最近两个月发生在我身上的故事。

——颜福庆　扮演者
复旦大学附属眼耳鼻喉科医院麻醉科主治医师　汪鼎鼎

医者价值再思考
——参演大师剧《颜福庆》有感

今年是颜老逝世50周年,我有幸参演了上医的《颜福庆》大师剧。颜老是我国医学教育的先驱者,现存国内的许多医学院以及著名医院的创建,都有颜老的身影。

在剧中,我的角色是讲述人,负责通过对一系列事件背景的讲述来引出其他角色扮演者们的演出。虽然我的台词里多是一些陈述性的话语,但仍有两段使我印象深刻。

开场第一句,在克卿合唱团唱完院歌后,我复述了院歌的第一句"人生意义何在乎?为人群服务;服务价值何在乎?为人群灭除病苦"。这是颜老所想,也是颜老所为。他的一生都围绕着这句话展开。

"服务",多么熟悉的一个词。记得大约十年前,社会上曾经以"医疗算技术行业,还是服务行业"引发过一场大讨论,当时众说纷纭,各执一词。特别是医疗行业从业者,更是谈及"服务"二字就不悦,我也是其中一员。

演完大师剧,我重新审视"服务"二字。字典里对这个词是这么解释的:履行职务,为他人做事,并使他人从中受益的一种有偿或无偿的活动,不以实物形式而以提供劳动的形式满足他人某种特殊需要,也指任职。从这个定义来看,医疗行为是服务无疑。孙中山先生曾说过:"人生以服务为目的。"颜老的人生意义在于为人群服务也是一样的意思。可见,自近代以来,人们都是以"服务"为荣的。之所以十年前会有技术与服务之争,我想应该是现代人将服务的本意狭隘化了所致。我们该关心的不应是算不算服务,而是像颜老那样,明确我们的服务是否真正体现了"为人群灭除病苦"的价值。回想华山医院顾玉东院士曾说过的一句话:"我们为患者做手术就是要做加法,让他们每一次都有功能的改善。如果我们的医疗增加了病人的痛苦,那与医生这个职业是不相称的。"我认为,这才是颜老思想最好的诠释与体现吧。

还有一段词,这段词本意是为了引出院歌,但我却被其中的医学生誓词吸引了。"余誓以至诚,本余所学,为人群服务,严格医师条诫,终生不渝,并力求深造,克尽厥职,谨此宣誓"。虽短却道尽医者的核心根本。本余所学,为人群服务是爱心;严格医师条诫,克尽厥职是责任心;力求深造是进取心。我本以为顾玉东院士的"四心"仅仅是来自于毛主席1939年发表的《纪念白求恩》。但其实在1934年的上医,颜老就有了更简短的描述,并将其作为上医学生的誓词,希望被医学生所牢记。可见,无论是先贤,还是当今大家,都以此为目标,且愿将其发扬,那吾辈后人又有什么理由不将其传承下去呢?

——旁白 扮演者
复旦大学附属华山医院手外科主治医师 韩 栋

剧说上医

一场永不落幕的剧

参演《颜福庆》大师剧是一次令我感到振奋又新奇的经历,十分荣幸能够参与这部致敬医学院创始人、我们敬爱的老院长颜福庆先生的剧作。作为一名上医学子、一名立志从医的人,这对我而言意义匪浅。

在剧中,我饰演的是颜院长的秘书黎雪梅。作为一个跟随院长忙里忙外、打点工作事务的下属,同时又是追随多年的老友,雪梅经历了初创医学院的艰难过程,也目睹了颜福庆一步步为建校、为卫生模范区添砖加瓦的执着奉献。令我印象最为深刻的,是"废墟"这一幕戏。颜院长的家乡被炮火蹂躏,新校舍与卫生模范区都被摧毁,战火时艰、悲凉凄惨,实在令人痛心。最触动我的,是当日军轰炸人人自危、寻求自保的时候,颜福庆心里所记挂牵念的,是他的同乡人,是他的国家,是他热爱又为之奉献的医学和教育事业,就连他自己的安全也顾不上了。这只是颜福庆大师精神的一角,在这部剧中,各幕剧情的安排与台词的设计,使颜院长的人物形象丰满而立体,也由此传递大师精神,感发家国情怀,铭记"正谊明道"初心。

我是一个热爱剧场的人,闲暇就会看话剧、音乐剧,但我从未自己站在舞台上饰演一个角色。因此,我非常感谢有这个机会,让我圆了一次舞台梦。这两个多月在剧组的经历将是我大学生活最难忘而美好的回忆之一,非常感谢导演、各位演员老师和同学、剧组里负责大小事务的老师、幕后的工作人员……对我的帮助、指导和包容,而且我在剧组也交到不少新朋友,这都是大师剧带给我的美好收获。

"人生意义何在乎?为人群服务"。在大师剧的创排过程中,这句话反复在我耳边响起,就像"我和我的祖国,一刻也不能分割"的旋律,深入人心。明明是最朴实的语句,为什么这样令我动容?我想,也许这就是大师剧带给我的教育和感发。当我从雪梅的视角,目睹意气风发的颜院长立志"我们要办中国人自己的医院,开创中国的新医学",见证上医先贤们一个个高喊着"我来"加入到学科建设的队伍中，看到上医的教授和学生在基层的农村播撒文明、建设卫生模范区，作为上医人在日军炮火声中高喊出"上医不会亡，中国不会亡"，这种感发是自然而生的。不仅是"为人群服务"的理念，每一幕里都充满着上医先辈们质朴而卓越的精神，这种精神是我们后辈们需要铭记并传承的。

大师精神是最好的感召。我感觉自己像是上了一堂很长的课，课没有散场，我也将继续负重前行。再次感谢这次难忘的大师剧经历。鞠躬！

——黎雪梅 扮演者
复旦大学基础医学院临床医学八年制 2018 级本科生　陈　懿

以大师精神浇筑信仰

"为人群服务,为人群灭除病苦",这应该是最近两个月在我脑海中出现次数最多的一句话了。说实话,在参演这部大师剧之前,我对颜福庆老先生和上医历史的了解只停留在浅层次,甚至连上医院歌都没有完完整整地听过几次。而当时报名参演话剧的原因也不外乎两点:一是认为可以通过这部话剧更加了解颜福庆先生以及上医历史;二是觉得演话剧本身就是一件很有趣的事情。

那么,是在什么时候有一些东西变得不一样了呢?我想应该是在排练过程中,一遍又一遍地重现颜老先生筹建上医的经历,逐渐了解到颜老先生的一些生平事迹,慢慢地被他的大师精神所感动。在收到有颜志渊老师亲笔签名的《颜福庆传》那一刻,"感谢参演"四个字仿佛具有沉甸甸的重量,让我有了责任感和使命感,更加用心、更加投入地进入到角色和剧本中,感受他们所感受的,体会他们所体会的。而这些种种都让我感受到颜老先生的大师情怀。

何为大师?"一个人只有以他全部的力量和精力致力于某一事业时,才能成为一个真正的大师。"作为一位医学教育家、公共卫生学家,颜老先生一生都在追求着"为人群服务、为人群灭除病苦"的理想,牺牲个人、服务社会、不为名利,克服重重困难组建上医、创办中山医院,为医学奉献出自己的全部,可谓真正的大师。大师剧重现了颜老先生创建上医的艰辛,展现了颜老先生远大深邃的医学理想,表达了对颜老先生的缅怀与致敬。

现在想想,参演大师剧带给我的感触和收获比我之前预想的要多很多,它让我不断地被颜老先生的大师精神与大师情怀所感动。作为一名医学生,常常会被问到:"学医那么苦,你为什么要选择医学?"以前我会说,是因为对医学感兴趣。而现在,对我而言这个问题有了新的答案,那就是——信仰。这种信仰产生于我对颜老先生以及每一位上医创校先贤的敬佩,以及颜老先生身上的大师精神对我的感召。在漫漫学医路上,这种信仰会引领我坚定地走下去,不忘初心，为传承大师精神作出自己的努力。

我觉得，在不同的人生阶段，总要有一些能够被永远留在心底的回忆，而参演大师剧就是这个阶段最值得我回忆的经历。大师剧本身、每一位剧组人员、颜老先生的大师精神和大师情怀等等，都将深深刻在我的脑海中。总而言之，对我来说，这部大师剧的意义就在于"追寻大师足迹，感受大师情怀，传承大师精神"。

——珊珊　扮演者
复旦大学公共卫生学院预防医学 2018 级本科生　高一丹

大师剧后的一些随想

中山医院真的很给力！借用宋霭龄的一句台词，"医院么，就叫中山医院，那我们家肯定是要出力的咯"。为了大师剧，医院派出了全院最优秀的演员，不论是长相，还是表演经验，就连学历和职称都是极其拿得出手的，会画画的、会作曲的，拉出来就是一支队伍。其他附属医院也不甘示弱，来参演的个个都是精兵强将。比如，饰演主角颜福庆先生的是眼耳鼻喉科医院汪鼎鼎医生，饰演苏德隆先生的华山医院张沛骅老师，站在哪里都是一道风景。特别是讲述人华山医院韩栋医生，早就是医疗界的名主持了。为了这部大师剧，大家聚集一堂，和剧中"延揽人才"那一幕的群英荟萃何其相像啊！

排练的时候我们曾问导演："你导了那么多大师剧，最期待哪部？"他说："当然是我们的《颜福庆》了，因为我是上医毕业的。"我们说这可不行，哪部大师剧没有情怀？要比我们就比真本事。真本事当然是有的，我们有附属医院的加持，当然不一样咯！演出结束后，焦扬书记上台慰问，高度评价了我们这部大师剧。瞧！这就是我们的真本事。

于我个人而言，却是有一点小小的遗憾。这是一部男人的大戏，没什么特别出彩的女性角色，最后敲定出演宋霭龄，真的是因为我年纪比较大了没有他选，当时真感觉有点"委屈"了自己。不过，"只有小演员，没有小角色"，即便是几句台词，几分钟的过场，我还是做足了功夫的，也借机给自己置办了几件漂亮的旗袍。好在最后的效果很不错，也能算剧中的点睛之笔。

最后，感谢剧组给了我一个副导演的头衔。其实在排练的时候我也就是打打下手，倒是满足了我导演话剧的兴趣爱好。

——宋霭龄　扮演者
复旦大学附属中山医院心理医学科副主任医师　叶尘宇

微小，仍愿全力以赴

我于 2020 年 9 月 16 日入职复旦大学上海医学院，两天后，报名参演《颜福庆》大师剧。坦白讲，那个时候的我对于颜老的印象是朦胧的，也从未想过这部剧会与我之后的几个月时光，甚至更长的时间，有如此紧密的关联，产生如此深刻的影响。

大约在报名两周后，经过选角读本，我被确定饰演剧中颜福庆的夫人曹秀英女士一角。于是，我开始有意识地搜集颜夫人的相关资料。"1882 年 2 月 27 日出生于上海一富裕家庭""1903 年举行婚礼""曹秀英生前非常有爱心，乐于做善事"……慢慢地，颜夫人的形象在我心中逐步具象、生动。我也在笨拙地揣摩，如何更好地去贴近人物本身。更重要的是，在这过程中，我开始了解颜老的生平，了解上医的历史，被颜老"为人群服务，为人群灭除病苦"的真挚情怀，以及上医始终与祖国同向同行、与人民荣辱与共的办学追求所深深打动。

终于到了公演那天，我紧张又亢奋地完成了自己的戏份，之后便承担起了后半场演员耳麦的交接工作，这也使我拥有了一个全新的视角去欣赏我的"战友"们。"霭龄"静静地坐在候场的椅子上，轻声念着台词，上场要用到的两件大衣早已放妥，她总是这么叫人放心。"雪梅"在后台无声地原地跑步，这是之前国家一级导演徐俊来指导时给出的建议，以便更好地在舞台上呈现出最贴近剧中情形的"气喘吁吁"。来后台帮忙的老师在每次换场时都手拎道具，压低重心，迅速冲上舞台稳稳地放定，又趁着暗场的最后几秒转身回归，是真正的幕后英雄。至于原该由我负责的耳麦交接，演员们早已熟稔，自觉有序地进行着……所有人都在为这场演出全力以赴。这种一群人努力干好一件事的感觉，真的很棒！

演出结束后，焦扬书记、袁正宏书记等领导与我们进行了亲切的交流，并称赞这是一场生动的思想政治教育课。后续，我又陆续收到了很多老师的信息，他们中有我在职的同事，也有退休的老教师。尤其让我印象深刻的是，当我走出演出大厅后，几位学生走近我，其中一位男孩子有些害羞地问我，能否合影一张。在得到肯定回复之后，他明显地放松了，告诉我他是上医本科一年级的学生，也是克卿合唱团的成员，其他几位学生也七嘴八舌地跟我说特别感动，也深受教育。何其有幸，能参与到这么有意义的事情之中。也许我能带给他们精神上的振奋，只有微小的一点点，但我也愿意为之全力以赴。下一场演出见！

——曹秀英　扮演者

复旦大学上海医学院机关党委科员　朱金苗

人生如戏，医路情长

《颜福庆》大师剧将颜福庆老院长的生平经历置于时代洪流中，娓娓道来，向我们展现出老院长一生追求医学事业、发展中国医学教育、领军中国公共卫生事业的光辉事迹，也展现了上医与中山医院落成的历史。其中有冲突碰撞，有风雨飘摇，也有跨越国界的救死扶伤，有商人官员的慷慨解囊，更有一个个爱国医者的仁心与恒心……

戏是浓缩了的生活，大师剧是浓缩了的历史。在剧中，我有幸饰演老院长的大女儿颜雅清。作为全剧的楔子，我与"妹妹""母亲"在船舱里的对话交代了故事背景：老院长曾留学于耶鲁大学，是第一个从耶鲁医学院毕业的亚洲人。后来因雅礼会的派遣来到长沙，建立了湘雅医学院，但由于战乱，不得不辗转。此后，老院长受邀成为协和医院的副院长，但老院长心中却一直有一个梦想。因为协和医院是外国人办的，而他就是要办一所中国人自己的医院。它既不是传统的中医学，也不全然是西洋的医学，而是全新的现代医学。故事便由此展开。

在排练过程中，我以老院长亲人的视角，看到一个真实、立体的人。他不仅仅是一位遥不可及的杰出医者，还是一个真真切切的人。每一次排练，我都体验着家庭生活的温馨时刻，"姐姐叫雅清、妹妹叫湘清，连在一起就是湘雅，这是爸爸在长沙最快乐的回忆"。而在戏中我也体会到了学校被炸毁、同胞被杀戮、祖国被欺凌的极度愤怒、崩溃、绝望，"人为什么要打仗呢？有那么多疾病都还没研究，还有那么多疾苦人类都还没解决，你说他们怎么还有心思打仗呢"。然而在撕心裂肺的悲痛之后，是坚持，是重建，是东山再起！

在大师剧这种载体下，我们"真听、真看、真感受"，在演绎这段故事时，仿佛自己也投身于风起云涌的年代。作为老院长身边的人，亲历着上医、中山医院的诞生，真正地相信了舞台上老院长颜福庆及一代医务工作者、爱国志士们的经历与作为，如此感人肺腑，如此扣人心弦。或许这就是大师剧的魅力所在吧，将崇高的精神融合在艺术的真情中，作为演员我能够感受到这种震撼，相信台下的观众也可以接收到这份能量。

对于一个医学生，一个复旦上医的学生，能参演纪念老院长颜福庆的大师剧，进一步了解上医的历史、感受老院长的精神，我万分有幸。看到颜福庆老院长作为一名医生治病救人、筹建医院、预防疾病，最后帮助如此多患者，服务如此广阔的人群，心情是十分激动的。

正如院歌里唱响的："人生意义何在乎，为人群服务；服务价值何在乎，为人群灭除病苦。"《颜福庆》大师剧带给我们的感动与力量，将支持着我们在医学的道路上怀揣着最初的热情，更加坚定地走下去！

——颜雅清　扮演者
复旦大学基础医学院临床医学八年制 2018 级本科生　丁有芃

传承遗志,继续奋斗

我非常荣幸能够在《颜福庆》大师剧中出演"嘉道理"一角。

第一次见到剧本时,我曾经惊讶于这个名字的"随意",认为是编剧老师凭空编造的一个人物。但后来我了解到,这个角色是真实存在,并且极具传奇意味的。

在我看来,埃利·嘉道理并不是我们传统视角下的商人或者犹太人形象。民国时期,嘉道理白手起家将其家族打造成了远东望族。他跟随父亲远赴中国,成立中华电力公司并成为香港首富。同时,他也十分热心慈善,曾与刘铸伯发起兴建育才书社,为儿童开设书馆,为犹太难民开设中小企业。在抗日战争中,为了不让电厂落入日本人手中,他忍痛炸毁电厂。

2020年是极富象征意义的一年,既是颜福庆老院长逝世50周年,也是全球医疗卫生体系受到巨大冲击的一年,我们比以往更加需要学习先辈们艰苦奋斗和不忘初心的精神。在参演大师剧的过程中,我也逐渐了解到颜福庆老院长创建上医及附属医院的坎坷和不易,先是遭遇淞沪抗战时旧校舍被炸,后是新校舍建成不久抗日战争爆发。

颜福庆老院长的伟大之处不仅仅在于他创立上海医学院和中山医院,更是在于他多次遭遇坎坷,但仍然继续向着目标奋斗。"人生意义何在乎?为人群服务"。掌握着治病救人能力的高级人才在任何时代都是稀缺资源。颜福庆老院长在山河动荡的年月义不容辞地承担起最沉重的责任,而在国家将越来越多的资源投入到医疗卫生领域的当下,上医毕业生更应该投身于国家医疗卫生体系的建设中去。我决心传承先辈遗志,投身公共卫生建设,更多地为国家、为人民尽自己的一份力。

——嘉道理 扮演者
复旦大学公共卫生学院预防医学2019级本科生 党正一

剧说上医

跟着剧本感悟大师的倔强与通透

如果不是参演《颜福庆》大师剧,我大概很难有机会如此深入地了解颜福庆先生其人——一位能够医治疾病更能够医治人心的大师。

话剧的表现形式,注定了它只能蜻蜓点水地将最闪亮感人的故事呈现给观众,而作为剧组的一员则必须参透完整的故事才能在有限的现场表演中尽可能地将更多戏外的深意带给大家。非常感谢王启元导演在前期做了大量史料的收集与考证工作,写出这么好的剧本。在两个月的排练过程中,尽管我会将手头的工作带去现场,但我总会听他给每一位演员,尤其是给"颜福庆"讲戏。

西医见效快,很快得到了中国老百姓的认可,但西医医院却趁机开始坐地起价,成了富人们才看得起病的地方。颜先生是有大爱的人,他的心中有百姓的疾苦。虽然辗转湖南、北京、上海,但他终究还是想在家乡办中国人自己的医院,不为钱财,只为救人。

当外国人讥讽"中国人不会办医院,更不舍得捐钱办医院",颜先生却吼出了"偏要造中国人自己的医院"。这并不是一句一时兴起的气话,为了这个由来已久的愿望,颜先生四处筹钱、要地——宋氏三姐妹的母亲倪珪贞的赙仪、叶子衡一手打造的叶家花园、精明犹太人富商嘉道理的慷慨出手……节奏紧凑的几幕戏里展现的是戏外颜先生不懈的坚持,为了自己的理想而奔波,以及八方招贤纳士——汤飞凡、乐文照、朱恒璧、高镜朗……每当音效响起,画面上出现这些上医先贤的照片,简单的旁白里充满了坚定和振奋。原来校园里那些雕像传达着如此多鲜活暖心的过往。

我有幸就读于上医,从本科到博士,如今又有幸任职于中山医院,这正是颜先生一手创办的学校与医院。除了日常临床医疗工作,我也非常热衷于为青少年普及医学知识,今年我还荣获了上海科普教育创新奖科普贡献奖二等奖。曾经有一位上医前辈称赞我是"他心目中青年医学科普工作的佼佼者",当时他对我说:"你继承了上医两大重要的使命——治病救人和预防宣教。除了看病,上医历来是非常重视公共卫生和医学科普的,你要继续好好干!"这次,我出演了大师剧中的村妇杜金花,生活窘迫、食不果腹,代表了当时百姓普遍的生活状态。可如此贫寒的一位村妇,却因为颜先生的到来,能够免费接种牛痘。我这才深刻地领悟到那位老师口中上医"预防宣教"使命的深远来历。

颜先生一手创办的医学院和医院在战火中炸了建、建了炸,但他不曾放弃过。颜先生一生曲折坎坷,却始终倔强而通透地活着,令我感动佩服。

——杜金花　扮演者
复旦大学附属中山医院心脏超声诊断科副主任医师　陈海燕

文学叙写医学史诗，后人演绎大师风骨

"人生意义何在乎？为人群服务"。每每听陆威老师创作的《〈颜福庆〉大师剧台词剪辑留念》时，我就会想起那段和各位老师同学排演《颜福庆》大师剧的日子。

9月初进剧组，选角读本会上，我感到无比亲切与热情；10月的每周一见，职工之家中，每次排练都是严肃与欢乐并存；11月底公演，福庆厅中，紧张、激动与不舍并存；12月及以后，大师剧的故事还在继续……

今年是颜福庆老先生逝世50周年，《颜福庆》这部剧也是复旦大学校园大师剧系列最后面世的一部。能参演这次的大师剧，我十分荣幸。颜老先生是我国著名的医学教育家，他一生都致力于发展我国的医学教育和公共卫生事业。他一生"为人群服务、为强国奋斗"的精神，自我进入上医以来便早已熟知。对于颜老先生，我心中怀着崇高的敬仰。由于去年"十月枫"艺术节演出话剧的经历，我被推荐进入剧组中。从9月中下旬到11月22日正式演出，两个多月的时间，我亲眼见证并参与了这部优秀话剧的诞生。

作为一名几乎纵贯全剧的"龙套"演员，我对于每一幕的印象都十分深刻。我认为全剧最具有感染力的是"废墟"和"抗战"两幕，也是极为压抑的两幕。即使在排练中看过了无数遍，但最后看录像时，泪水还是会充满眼眶。颤抖的声音、紧锁的眉头、坚毅的眼神，汪医生将颜福庆老先生的情感毫无保留地表达出来。谁又能想到，9月初见时，汪医生还与剧中颜福庆老先生的形象出入颇大。为了这次演出，汪医生不仅瘦了20多斤，更是力求在各个方面向颜老先生靠近。

9月第一次见到了我们的鬼才导演——王启元博士。王导是一个极其活泼的人，他带领演员们互相熟悉、相互融入，也是剧组气氛的营造者。导演是医学生出身，之后又获得了文科学的博士，这部大师剧便是他用文学的方式叙写医者的故事。

剧组里个个都是人才，每位老师都是医疗界的中流砥柱，每次排演的间隙，都能看见老师们在处理工作，排演大师剧也算是他们日常紧张工作生活中相对能得到放松的时刻吧。在剧组里，我们这些初入医学大门的菜鸟们，甚至还能向这些大牛们请教学习上的困惑，周晓岗教授还曾为我们解答过系统解剖学的问题。大家每次聚在一起，排练室里就充满了快乐的空气。

台前的演员付出很多，幕后的工作人员也同样竭尽全力。陈琳老师身怀六甲，却依然作为剧组重要的联络纽带奔走；舞台监制王一然学姐，对于大师剧每一幕的站位、走位都精心安排；负责音效的魏喆懿学姐，一度在角色混乱的情况下，短短半天内就安排协调好了麦克风的使用；因为上医党委宣传部各位老师的高效工作，我们才能及时看到场刊和各种推送；负责后勤的各位老师确保了我们的服化道，还有工作餐……

相聚有多欢乐，分离就有多么不舍。《颜福庆》大师剧已经在我的生命中留下了不可磨灭的印记，感谢相遇。

——助手阿仁等 扮演者
复旦大学公共卫生学院预防医学 2019 级本科生 黄泽宇

把我梦里见到的光讲给你听

"我叫黄小丫,住在高桥模范村。

今天我从做工的裁缝店回家的时候,又遇到了身着蓝色上衣和黑色裙子的女学生,她们都好漂亮,我没有忍住多看了两眼。是的,我没有上过学,也从来没有穿过那么漂亮的衣服。我们家很穷,妈妈每天做的活计也只能赚很少的钱。在我下面还有两个妹妹,我们一家四口能不饿肚子就已经是奢望了,是没有多余的钱能去上学的。可是,我很喜欢她们眼中有光、侃侃而谈的样子,如果可以,我也希望像她们一样,穿着蓝色上衣和黑色裙子去学校上课。

我听到她们说,这周末要去给家里的小狗做检查、办登记。这让我想起了隔壁刘婶家的养鸡场,这几天总有人来检查有没有鸡生病,据说以后会有专门的人负责养鸡场的卫生管理,还会有统一的地方专门进行杀鸡宰猪,不用养殖场自己动手了。刘婶很高兴,因为一旦卫生不好,鸡就要生病的,就没法拿出去卖了,而且她家的小儿子一见杀鸡的场面就要哭,现在再也不用她来操心这些事情了。她听来检查的汤大夫说,这叫搞好基层食品卫生。村里的李叔也提过,最近粪料收集也有专门的人来检查,说是不能放在露天的公共场所,要统一管理,不然天一热可能会让人生病的。李叔为此很发愁,因为这样会减少他每天收粪的量,要影响他赚钱的。我倒是觉得,比起钱,还是不要生病更加重要嘛。

就在前天,我还去区里的卫生站打了针,据说是可以防止得天花的,不过我不知道什么是天花,我不明白为什么人身上会长花,我也没见过这种花,不知道它是什么颜色的。不过给我打针的苏大夫说,得了天花会死人的,所以一定要打针,打了针就不会得这个病了。这是我第一次打针,针筒是白白的,就像苏大夫的衣服一样。我去的时候还有其他大夫在,他们穿的也是白白的衣服,他们这样穿不就特别容易脏吗?我们家就从来没有白色的衣服。针头是尖尖的,一下子就戳进手臂里面了,还是很痛的,不过过一会儿就好了,而且打了针就不会生病，这么说来痛这一下还是很值得的。

我是一个没读过书、没上过学的农村姑娘，所以大夫们说的什么预防医学，什么流行病学，我都不知道是什么意思。但是我知道，无论是粪料收集、卫生管理还是打针，都是为了让我们不要生病。我还知道，现在上海有一群人在建医院，也是他们在做这些可以促进健康、预防疾病的事情。明明没有什么报酬，明明可能不会被村民们理解这些事背后的意义，他们还每天奔波忙碌着，就为了减少疾病的发生、减轻患病的痛苦。所以，就算这个时代不够和平、不够富有，却依然充满光明。因为有人在为人群的病苦而担忧，在为促进人群健康而努力，哪怕寒夜降至也依然温暖。"

我好像在这个秋天做了一场梦，如今大梦初醒，梦境中的那些故事和人仍旧历历在目。很荣幸加入《颜福庆》大师剧剧组，并在剧组中认识了很多优秀的老师和同学们。每位演员都很有梗，要是导演戏瘾大发，一不小心还要和导演飙戏，因此每次彩排都很快乐。我觉得我们一定是学历最高、气质最佳、戏精最多的剧组，哈哈！如果可以的话，希望我们可以将《颜福庆》大师剧一直演下去，把这段故事讲给每个医学生听。

——黄小丫　扮演者
复旦大学附属华山医院临床医学八年制 2015 级本科生　王心童

小角色　大感受

很荣幸能够有机会参演《颜福庆》大师剧，在剧中我饰演"录音师"一角。虽然角色只有短短两句台词，但第一次参演话剧，说实话我很紧张。我出演的这一幕又是这部剧最后高潮一幕的起始，如何抓住在音效过渡中准确插入台词的时间点，是我当时的一大难题，很怕自己说早了，或者说晚了。再加上跟之前的剧情比起来，这个角色又相对独立，所以如何演出这个角色的气质和神韵，还是让我揣摩了很久的。

在剧中除了演出角色之外，我还负责部分的道具服装挑选、制作工作。从研究剧本人物的形象、确定道具在舞台上的摆设位置、在车墩影视基地逐样挑选道具，再到在网上挑选、购买戏服，每一项工作都是一个全新的挑战，对我来说是非常有意思也很有成就感的工作。虽然过程有点辛苦，但是这些体验经历都是第一次，让我学习到了很多。这部大师剧还让我领悟到，一台好剧的诞生是一个团队共同努力的成果，除了演员，台前幕后的每一个角色都非常重要，缺一不可。

最后，衷心希望明年大师剧的演出能更精彩和顺利！

——录音师　扮演者
复旦大学附属眼耳鼻喉科医院宣传文明办科员　王　芸

遇见大师剧

与《颜福庆》大师剧的初见，是开学初看见了一位学姐转发到班级群的推送，推送内容是大师剧演员和剧务的招募。早就听闻五大书院都会推出以五位老校长的故事为主题的大师剧，也在暑假看见中文系的学姐在《陈望道》大师剧的排练演出中奔忙。作为医学生，我也曾经拜读过《颜福庆传》，被颜院长不辞辛劳创办上医、一生为民的光辉事迹深深震撼。因此，一直很期待《颜福庆》大师剧的诞生，渴望看到我们医学院颜老院长的故事被搬上舞台。再加上我很喜欢看话剧和音乐剧，很喜欢演员们在台上自信出彩的演绎，对舞台一直充满向往，也渴望在聚光灯下留下自己的身影。因此，此番看见这个推送，我几乎是毫不犹豫地就点开问卷报了名。

排练的过程是充满欢乐的。这里有很多和蔼可亲的医生老师，他们在排练间隙的互相打趣如同说相声一般，让本该昏昏欲睡的周末下午变得生动鲜活了起来；这里有非常认真负责的导演，每一场每个人物每句台词都要一一把关，这场大戏最终的完美呈现离不开他的精心编排；这里也有面面俱到的上医党委宣传部老师们，排练时贴心的下午茶、演出前从服化道到宣发的充分筹备、演出时台前幕后的统筹安排，一切井井有条，让我见到了这个团队的专业、认真与友爱。因此，放弃每个周末的休息时间，赶早晚的校车或是地铁往返于"邯郸"与"枫林"之间并没有让我感到丝毫疲惫。相反，我每周都期待着在排练室与大家的相遇。

我饰演的报童、服务生与医学生都是一些很小的角色，所有角色加起来只有两句台词，但我也同样饱含热情地参与每一次排练。第一次排练报童的场次时，导演对我说："把这两句话演好了，你就是全场最靓的仔。哇，我都想演这个报童！"瞬间让我充满斗志；原本以为没有台词的群演就在台上走个过场就好了，但宋霭龄的扮演者——美丽优雅的叶医生对我们说，群演的群戏也非常重要，我们自己要给自己加戏，舞台上才好看。虽然我演的角色都不是颜福庆、汤飞凡那样历史上真实存在的人物，但我也以自己微小的力量给这部剧带来了一些小小贡献，这也是我在以我的方式致敬前辈吧。

在排练过程中，我还收到了一本颜志渊先生亲笔签名的《颜福庆传》，这让我更加意识到了参加这次演出的责任感与使命感——我们不单单是在演话剧，我们是在尝试着重现上医先贤创办上医的光辉历史，让更多人了解、明白、铭记。

演出意料之中地完美落幕，最后一幕和众人一同喊出"上医不会亡！中国不会亡"的时候真的心潮澎湃、热泪盈眶。我竟然真的成功地参演了《颜福庆》大师剧，真的为发扬前辈的伟大精神出了自己的一份力！暂时与《颜福庆》大师剧道别了，但这份经历会被永远铭记，我也会努力向颜校长和其他先贤学习，在上医严谨求学，成为一名为人民谋福利的好医生，真正将颜福庆等老前辈们的精神发扬下去。

——报童等　扮演者

复旦大学基础医学院临床医学八年制 2019 级本科生　戚芷芫

新闻报道

学"四史"明院史,大师剧《颜福庆》首度公演!

"不仅是办中国人的医院,我们还要办我们自己的医学院,开创中国的'新医学'。"

"我们上医认定做医生、护士的人选,必须有牺牲个人、服务社会的精神。"

11月22日,由复旦大学上海医学院党委出品的大师剧《颜福庆》在中山医院福庆厅上演。舞台上,颜福庆1937年在上海医学院、中山医院新校舍落成典礼上的致辞,叩问办医学医初心,铿锵有力,令人动容。

在著名医学教育家、公共卫生学家颜福庆逝世50周年之际上演的这部大师剧,演员均由复旦上医师生、附属医院医务工作者等组成,旨在表达上医后辈对先辈的缅怀与致敬,更是对颜福庆所倡导的医学之精神、医家之责任的继承和弘扬。复旦大学党委书记焦扬,复旦大学党委副书记、上海医学院党委书记袁正宏,上医校友会会长、复旦大学原常务副校长、上海医学院原院长桂永浩,学校和医学院老领导彭裕文、程刚等,上海医学院党委副书记张艳萍,上海市教卫工作党委宣传处和卫健委新闻宣传处相关领导,学校和医学院相关部门、中山医院党政领导、各直属附属医院领导、颜福庆老校长和苏德隆教授的后人等,与师生和医务工作者们一同出席观看。

该剧以颜福庆创办上医的十年历程(1927—1937年)为主线,展示了这位医学教育家、公共卫生学家远大深邃的医学理想和"为人群服务、为人群灭除病苦"的真挚情怀。 1927年,颜福庆与一群爱国教师创建了中国第一所国人自办自教的国立大学医学院——第四中山大学医学院(现为复旦大学上海医学院),勇敢地向世人宣告中国人自主创办医学院校的决心和能力。短短数年间,上医就在中国医学教育界迅速崛起。大师剧通过十一幕场景的演绎,分别呈现了向各界募捐、延揽人才、树立上医严谨教风学风、弘扬为人群服务精神、倡导预防医学重要性，以及医学教育与国家兴衰之间的密切关系等主要内容。

大师精神是最好的感召，以历史和历史人物而创作的大师剧也是非常生动的"四史"学习教育素材。在剧目创作过程中，创作团队精益求精，查阅大量资料，收集一手素材，大师剧剧本前后修改数十稿，精心打磨出品。今年9月，大师剧演职人员招募令一经发出，应者云集。最终，医学院师生和附属医院医务工作者40余人参演，在近三个月的时间里，演职人员们放弃周末休息时间，开启集中排练，逐幕场景推敲，不断完善每句台词、每个眼神、每步走位……力求呈现最完美的舞台效果。

颜福庆的扮演者、眼耳鼻喉科医院麻醉科主治医师汪鼎鼎表示，自己之前并没有话剧舞台表演经验，当得知要出演主角颜福庆时，"既开心，又感到不小的压力"。繁忙的工作之余，汪鼎鼎查阅了大量颜福庆的生平、影像资料，还认真阅读了《颜福庆传》，用心揣摩角色。"我对颜老非常景仰，希望能把这个角色演好。"

"颜老一生都很清瘦。"汪鼎鼎说，自己为了在扮相上跟颜老更接近些，还下定决心减肥。"接到角色后，我就开始控制饮食，上下班坐地铁时，提前两站下，往后两站上，多走几站路。一个多月下来，我大概瘦了20斤。在形象上接近颜老，更在精神上向他靠近。"

剧中宋霭龄的扮演者、中山医院心理医学科副主任医师叶尘宇表示，自己是一名上医毕业生，毕业后又进入颜老创办的中山医院工作，参演《颜福庆》正是一种内心的情怀使然，"很荣幸能在舞台上演绎自己学习工作的地方的那段历史。"

大师精神，通过大师剧，直抵心灵。汪鼎鼎表示，这次排演是一个很好的契机，让自己对上医的这段历史理解更加深刻，前辈的光辉事迹启发自己思考，作为一名医生，今后如何更好地服务社会，让更多的人群获益。颜福庆二女儿的扮演者陈玺竹是一名护理学院的大一新生。她表示，参演这部剧的初衷正是希望借此了解颜老创立上医的经历和倡导的医学精神。"进入角色，就是最好的体会方式。"陈玺竹说，上医院歌里有这样一段话："人生意义何在乎？为人群服务。服务价值何在乎？为人群灭除病苦。"自己刚来医学院时，还不是太理解歌词的内涵。直到进入剧组，了解到颜老从无到有建上医，后学校被毁，他从头再来，始终为了心中的信仰不断努力。"颜老的这段经历让我十分钦佩，也让我与复旦上医的情感联系更加深厚。"

"我们一方面想展现颜福庆这个伟大人物；另一方面，我们也把这个剧放在时代的大背景下，告诉大家我们的医学教育与国家的兴衰荣辱关系紧密。最后一幕是1937年，那年不仅是位于枫林桥的上医和中山医院建成，也是抗日战争全面爆发。"导演王启元表示，"所以我们最后一句台词就是'上医不会亡，中国不会亡'，因为我相信这是当时所有国人的信念。而今的中国正是对前辈最好的告慰。当前，我们正在向'两个一百年'目标迈进，应该更加发奋图强，为医学之兴、国家之兴做出自己应有的贡献。"

值得一提的是，为配合大师剧的公演，筹备组特意为院歌重新编曲并制作MV。此版院歌MV邀请上海克卿合唱团的40余名成员，分四个声部，共同演绎这首饱含上医情怀的动人乐章。新版院歌也在大师剧开场现场演绎，曼妙歌声带观众回溯到上医初创的那个年代。

大师剧的创排过程得到了多方的大力支持。颜福庆长孙颜志渊教授为剧目创作提供了大量的宝贵意见和建议，还特意为每位演员送上亲笔签名的《颜福庆传》，表达感谢之情。"十分高兴！大师剧在爷爷逝世五十周年之际公演。继承颜公遗志，发扬老人家爱国精神，为祖国医学卫生事业发展努力奋斗，告慰颜公在天之灵！"颜志渊动情地表示，"这部剧很好地将爷爷爱国、爱民、爱医学的形象展现了出来，我也很欣慰地看到，爷爷的初心和使命在如今得到了很好的传承和发扬。"

伴随着中华民族的崛起和复兴，上医走过了93年的光辉历程。一代代上医人不为名、不图利，在困难面前不屈不挠，孜孜不倦追求先进医学科学技术，为中国医学教育事业和医药卫生事业无私奉献，全心全意为人民服务，彰显了复旦上医人"为人群服务、为强国奋斗"的文化传统。

2020年初，新冠肺炎疫情突如其来。在这场没有硝烟的战争中，复旦上医人传承颜老遗志，勇敢逆行、坚守阵地，用行动诠释了敬佑生命、救死扶伤、甘于奉献、大爱无疆的职业精神，用热血照亮了献身医学、热爱祖国、忠于人民、为人类健康奋斗终身的医者誓言，用坚守与奋斗践行了"正谊明道"的院训。

焦扬对话剧首演成功表示祝贺，对演员们的精彩表演予以充分肯定。"挖掘了很丰富的历史，展现了上海医学院与祖国和人民同行的优秀文化传统，是爱国主义和'四史'教育的生动教材"，希望面向更大范围的师生进行演出宣传。

颜老炽热的爱国报国情怀让现场观众屡屡鼓掌致敬，动情处不少人默默流泪。

"非常感动！眼眶湿了好几次。"护理学院大一新生张嘉阳表示，从剧中看到了颜福庆老先生创办医学院的艰辛历程，"尤其是颜院长面对炮火逼近众人劝他撤离时，他的那句近乎嘶吼的'让我再看一眼'饱含他对亲手创办的上医的深厚情感。"

"向大师致敬！向上医的前辈先贤致敬！颜老白手起家创办起第一所中国人自己创办的医学院，凝聚在其中的为人群服务、为强国奋斗的情怀、筚路蓝缕艰苦创业的坚守让我深深感动。"上海医学院党政办新入职员工王子曦表示，这部大师剧带给我们更多的是传承和唤醒，要铭记上医历史、坚守初心，不断唤醒自己干事创业的精气神，为塑造百年辉煌注入自己的力量。

11月21日晚，该剧举行了面向医学院新生的克卿书院专场预演。

文字：麻慧琳　张欣弛

（2020年11月23日首发于微信公众号"复旦上医"，科学网、中国青年报客户端、上观新闻、新民晚报APP、看看新闻网、话匣子、上海教育电视台、东方网、上海科技报、青春上海、上海教育新闻网、第一教育等平台转载）

复旦上医举行大师剧《颜福庆》剧组成员座谈会

2020年11月21日、22日,复旦大学上海医学院大师剧《颜福庆》在中山医院福庆厅上演。在著名医学教育家、公共卫生学家颜福庆逝世五十周年之际上演的这部大师剧,演员均由复旦上医师生、附属医院医务工作者等组成,旨在表达上医后辈对先辈的缅怀与致敬,更是对颜福庆所倡导的医学之精神、医家之责任的继承和弘扬。

12月1日晚,治道楼和汉堂内,《颜福庆》大师剧剧组座谈会举行。复旦大学党委副书记、上海医学院党委书记袁正宏,上海医学院党委副书记张艳萍与相关部门负责人一起,认真倾听剧组主创团队在排演过程中的心路历程,及他们对于大师精神的理解与体会,共话传承"为人群服务、为强国奋斗"的复旦上医精神。

大师精神是最好的感召

正如剧中的一段台词所讲——"创业艰难,每一个学科都是从无到有,白手起家。由于颜福庆的号召,医学院就像一块磁铁那样,吸引了一批医务界的优秀人才。"

大师剧《颜福庆》能够克服种种困难,从无到有筹备、落实,最终成功上演;剧组众主创从各附属医院、各专业、机关各部门前来,聚在一起形成强大合力,也是因为受到大师精神的吸引与感召,这种共情在话剧推进过程中愈发强劲。

《颜福庆》编剧兼导演王启元就对上医历史有着极深的情怀。本科时就读于护理学院,现就职于复旦大学中华古籍保护研究院的他一直致力于复旦校史研究与医学人文的推广。"今年是颜老逝世五十周年,愿能以此剧告慰老院长。也希望未来能为上医历史的传承做更多事情,把上医故事长长久久讲下去。"

颜福庆的扮演者、眼耳鼻喉科医院麻醉科主治医师汪鼎鼎分享了他从试镜时话剧表演零经验的"小白"到最终演出时毫不怯场、"演技炸裂"男主的蜕变历程。为了与颜老清瘦的形象贴近，汪医生在辛苦的临床工作之余，凭着强大意志力减肥 25 斤；在演技磨炼上，为更好的呈现颜老在山河破碎、战火纷飞年代时的悲怆情绪，汪医生屡次直面脑海中最痛彻心扉的记忆，剖开自己的内心伤口以调动情绪。"颜先生像是王冠上最耀眼的宝石。演出结束后，我还是一个普通的麻醉医生，能以这种方式接触到颜先生，我很感恩！"汪鼎鼎说。

在细节里精益求精更是剧组特色。在剧中扮演颜福庆秘书黎雪梅、来自 2018 级临床医学八年制专业的陈懿同学为了呈现剧中人物气喘吁吁的状态，她在该幕候场时一直原地小跑，力求呈现最贴近角色的舞台效果；在剧中扮演卫生模范区居民杜金花、来自中山医院心脏超声诊断科的副主任医师陈海燕在演出前一周临时学习了苏北方言。

除了台上"可见"的功夫，幕后的"不可见"则"隐秘而伟大"。款式、颜色、纹理、质感……每一套服装的购置，每一个妆发的设计，都是由服化筹备组的工作人员们细心安排；演员与道具的上下场路线，在道具场务组成员们的脑海里可以精准到秒。"一台戏最重要的就是大家的合力""虽然我们每个人所做的工作都是点点滴滴，但我们会在自己的岗位上拿出作为上医人的服务人群的精神力。"剧务工作人员们同样在践行着大师精神。

诸此种种的体验，无论对大师剧的参演者或普通观众来说，都是一次非常生动的学习教育。"颜福庆先生是伟大的，他跌宕起伏的一生中做到了很多不被人理解但自己能够坚持下去的事情。以后在临床工作中，颜老及上医先辈们的信念会一直指引我。"在剧中饰演黄小丫、来自华山医院临床医学八年制的王心童说。

来自中山医院临床医学五年制的王政民表示，"参演大师剧、在剧中饰演汤飞凡的经历，让我对微生物学这门课程有了更深的认识，让我对上医有了更强烈的归属感。每个排练的周末能与剧组的老师、同学们在一起，也带给我数不清的快乐回忆。"

三个月的排练、一百分钟的演出,时间匆匆、情谊厚重。大师剧筹备组的各位师生、校友、以及附属医院的医生们穿越历史长河,将上医先贤的故事鲜活演绎,就是对颜福庆老校长最好的纪念。大师精神是最好的感召,话剧虽暂时落幕,但颜老远大深邃的医学理想和"为人群服务、为人群灭除病苦"的真挚情怀,将激励后辈上医人奋楫争先,成为为人群服务、为强国奋斗的践行者。

师长寄语:着眼上医百年 讲述新时代上医故事

袁正宏在讲话中代表学校和上海医学院党委向大师剧剧组全体演职人员的辛勤付出表示最衷心的感谢。感谢大家克服各种困难,在极短的时间内呈现了一场精彩的大师剧《颜福庆》。

袁正宏首先为大师剧《颜福庆》的成功演出点赞。他指出,与话剧呈现的专业性角度相比,本次大师剧的意义更多在于对上医历史的真实呈现与上医情怀的真情表达。

袁正宏还为所有演职人员点赞。他为编剧团队对剧本内容的用心打磨、为各位演员对角色内涵的用心揣摩、为幕后人员对舞台效果的用心呈现而点赞。他指出,各位演职人员用功、用心、用情,全身心投入这出话剧演出,既是向颜老致敬,更是践行医者初心、弘扬上医精神的最好体现。

最后,袁正宏为上医精神文化的传承点赞。他回顾了上医93年发展的光辉历程,指出本次大师剧正是彰显了上医人不为名、不图利,在困难面前不屈不挠,孜孜不倦奋斗的精神。上医人"为人群服务、为强国奋斗"的初心使命,"严谨求实、追求卓越"的文化内涵,值得每一代上医人弘扬和传承。

传承历史、面向未来,袁正宏最后提出了三点希望。希望各位师生、医护人员能够更好地挖掘上医历史,以历史人物为触点,更好地弘扬上医文化;围绕百年史这个主题,创新传播形式,更好地讲述上医故事。希望能够通过专业手段将"上医文化"系列话剧记录下来,以便更好地传承上医精神、打造上医品牌,给予师生、医护、校友更多的启迪与鼓舞。最后,他希望在传播上医文化的过程中发掘更多人才,共同为上医再创辉煌而砥砺前行。

　　大师剧《颜福庆》以颜福庆创办上医的十年历程(1927年—1937年)为主线,通过十一幕场景的演绎,分别呈现了向各界募捐、延揽人才、树立上医严谨教风学风、弘扬为人群服务精神、倡导预防医学重要性,以及医学教育与国家兴衰之间的密切关系等主要内容。至此,复旦大学已"集齐"五部大师剧——《马相伯在1913》《陈望道》《巍巍学府》《谢希德》《颜福庆》。

文字:马楚涵

(2020年12月2日首发于微信公众号"复旦上医")

医学新生入学生动一课
"升级版"复旦上医大师剧《颜福庆》在相辉堂公演

"人生意义何在乎？为人群服务。服务价值何在乎？为人群灭除病苦。"10月10日，由复旦大学上海医学院党委出品的原创大师剧《颜福庆》在复旦大学相辉堂再度公演，这首倡导医者要"为人群服务"的上医院歌再次唱响。

2020年11月22日，大师剧《颜福庆》在中山医院福庆厅首演后广受师生好评。此次，在中国共产党成立一百周年之际，大师剧经过全新升级打造，再度登上舞台，致敬颜福庆等上医前辈。本剧由上医师生和附属医院医务工作者40余人参演。值得一提的是，本次公演主要面向上海医学院2021级本科新生，既是一次极具医科特色的"四史"宣传教育，更是一次生动的新生入学教育，帮助新生进一步了解院史，凝聚上医精神和力量。

复旦大学党委副书记、上海医学院党委书记袁正宏，复旦大学常务副校长、上海医学院院长金力，复旦大学党委副书记尹冬梅，上海医学院领导张艳萍、徐军，颜福庆老校长长孙颜志渊，以及长期关心上医发展的社会贤达和校友等，与师生们一同出席观看。

大师剧《颜福庆》以上医创始人颜福庆创办上医的十年历程（1927—1937年）为主线，展示了这一位医学教育家、公共卫生学家远大深邃的医学理想和"为人群服务、为人群灭除病苦"的真挚情怀。颜福庆坚信，中国要发展科学医学，必须国人自办，医学教育权不能操于外人。颜福庆心中的医学，不仅仅是个体医学、治疗医学，而是整体医学、社会医学、预防医学，需要全社会的通力协作才能办好。本剧得到上海复旦大学教育发展基金会相辉艺术基金的支持。

全剧分十一幕，呈现了向各界募捐、延揽人才、树立上医严谨教风学风、弘扬为人群服务、倡导预防医学重要性，以及医学教育与国家兴衰之间的密切关系等主要内容。这部大师剧,不仅是上医后辈对先辈的缅怀与致敬,更是对颜福庆所倡导的医学之精神、医家之责任的继承和弘扬。

此次大师剧再度公演,对现场舞美等进行打磨升级,带来全新的视听体验。值得一提的是,大师剧演员、中山医院药剂科药师陆威特意为大师剧创作了插曲《你的背影》,并由中山医院医务工作者吴平演唱。

陆威表示,作为一名从首演就参与其中的演员,很荣幸能为这部剧创作插曲。平日里,这位医务工作者就爱在业余时间玩音乐、搞创作。他坦言,此次的创作过程也融入了自己对大师剧的情感和对大师精神的理解。谈及创作过程,陆威表示,"当时正巧读到一篇文章,讲述的是颜老的背影,我的创作灵感也由此而来,希望通过这个背影表现颜老当年创校的艰辛,而他身上体现的大师精神始终照亮上医的发展之路。"有了前期参演的经历,陆威创作过程可以说是一气呵成,"这首插曲后期也得到了学校多位老师的指导,我的同事吴平担任主唱,大家通力合作,帮助我把灵感很好地落地。"当这首插曲伴随着舞台上颜福庆的背影响起时,台上台下无不为之动容。"这也是我们后辈对先辈大师们的致敬!"陆威说。

再度登上舞台,颜福庆的扮演者、眼耳鼻喉科医院麻醉科主治医师汪鼎鼎也有别样感慨。"很高兴能在更大的平台上把我们上医的历史演出来,把颜老的精神传递给更多师生。希望通过我们的努力,能更好地为年轻的医学生们诠释大师精神。"汪鼎鼎说。

不少新加入剧组的演员也很快"入戏"。剧中高桥卫生模范区居民杜金花的扮演者、妇产科医院新生儿重症监护室护士长羊芸把参演过程看做是一次"成长"。羊芸说,作为一名今年新入党的预备党员,参演大师剧让自己深受鼓舞,"上医前辈们披荆斩棘,艰苦创业,始终把国家命运和百姓疾苦放在心头,从自主创办第一所国立大学医学院,到设立卫生模范区,为百姓们做实事。他们身上体现的大爱和无私值得我们年轻一代的医务工作者和医学生们学习。"

唐绍仪的扮演者、华山医院骨科副主任医师石晶晟说,一直想找机会观看这部大师剧,没想到机缘巧合让自己站在了大师剧的舞台。"很珍惜这次出演机会,为了演好角色,我翻阅了不少资料研究。"石晶晟说,将在今后的医疗工作中努力传承和践行"为人群服务、为强国奋斗"的上医精神。

基础医学院临床医学五年制 2020 级本科生孙野说,曾在课堂、书本上了解到颜老的事迹,为之感动,这次参演更是近距离了解大师的机会,更深刻认识到上医一路走来的风雨历程。公共卫生学院预防医学 2018 级本科生李大壮对剧中苏德隆选择从事公卫事业的一幕印象深刻。"颜老作为公共卫生专家,当时就十分重视公共卫生学科的发展。这次新冠疫情后,越来越多人看到了这个学科的重要性,作为一名公卫学子,了解这段历史让我更有使命感,今后更坚定地投身公卫学科的学习和实践中。"

导演王启元说,大师精神是最好的感召,"此次面向上医新生公演十分有意义,让新生们融入上医,从了解上医的历史开始。"

文字:张欣弛

(2021 年 10 月 11 日首发于微信公众号"复旦上医",文汇 APP、新民晚报 APP、话匣子、东方网、上海教育新闻网等平台转载)

后　记

"是你的背影，从未在我视线模糊。是你的背影，照亮后人行医的路。"

正如大师剧《颜福庆》插曲《你的背影》所唱，颜福庆老校长和他所倡导的医学精神，从未走远，始终与我们同在。

1970年11月，颜福庆老校长溘然长逝。50年后，在颜老校长一手创办的中山医院，复旦大学上海医学院大师剧《颜福庆》首次公演。2021年，在建党一百周年之际，大师剧经过全新升级打造，在复旦大学相辉堂再度上演，致敬老校长与上医先贤。

回首大师剧的创作历程，百感交集。

2020年8月，在复旦大学上海医学院党委的直接领导下，复旦上医党委宣传部、教师工作部牵头，大师剧《颜福庆》开始筹备。第一步，就是拜访编剧、导演等前期话剧策划者，以及上医校友和先贤后人，并多方搜罗考究史实资料。

从"剧本1.0""剧本2.0""剧本N.0"到"剧本最终版""剧本最终版（肯定不改了）"……编剧过程经历了多次反复，力求在真实描绘出上医早期基础医学、临床医学、公共卫生和护理等各学科开山发展缩影的同时，传递出颜福庆老校长那一代医学教育家的理想与情怀。事实上，在全体演职人员的孜孜追求下，剧本直到演出前仍不断进行着打磨。

在面向上医各院系、医院和部门招募演职人员的过程中，得到了各单位的鼎力支持，你出演员、我出场务、他出道具，大家拧成一股绳，纷纷拿出了"看家本领"。副导演，也是剧中宋霭龄的扮演者——中山医院心理医学科副主任医师叶尘宇化用了一句台词形容："排的是《颜福庆》，那我们上医人更是要出力的。"（原台词：医院就叫"中山医院"，那我们家更是要出力的）

于是，从9月中下旬开始，每一个周末的排练厅里，演职人员念词演戏的声音总是不绝于耳。大家放弃休息时间集中排练，逐幕场景推敲，不断完善每句台词、每个眼神、每步走位……以期给大家呈现最完美的舞台效果。每每排练，还能看到他们带着电脑在排练间隙办公、学习。

设计、制作、租借、购买服装道具的过程在这里就不赘述了。忘不了服化组老师和志愿者蹲在满地大大小小的快递前认真整理的身影；忘不了在车墩影视基地闷热幽暗的道具存放间弯着腰、低着头、打着手电筒寻找挑选合适的大道具时流下的汗水；更忘不了演员们为了演出效果勒紧裤腰带减肥、翻箱倒柜甚至自费购买私服进组。

最终，大师剧《颜福庆》获得了巨大的成功。

现场欢笑、眼泪、鲜花、掌声都是对我们最大的鼓舞和肯定。现在想起来，那股热血仿佛依旧在体内沸腾，让这个冬天不再寒冷。

弦歌不辍，薪火相传；白衣之志，履践致远。大师剧虽已落幕，但院歌会永远被传唱下去。"人生意义何在乎？为人群服务。服务价值何在乎？为人群灭除病苦。"从1927年上医始创，一群爱国教师勇敢地向世人宣告中国人自主创办医学院校的决心和能力；再到2020年新冠肺炎疫情下，一大批上医人勇敢逆行、坚守阵地，同时间赛跑，与病魔较量……在94载光辉历程中，一代代上医人为中国医学教育事业和医药卫生事业无私奉献，无一不彰显了"为人群服务、为强国奋斗"的上医精神和"正谊明道"的上医院训。

演出之后，上医党委召集了一场主创人员的座谈会。会上，大家各自表达了参演后的感悟。从演员试镜到排演过程；从"杜金花"学习苏北话讲到"颜福庆"如何快速瘦身的方法；从服化筹备组的工作人员们如何在黑暗中穿梭的经验分享谈到颜老远大深邃的医学理想和"为人群服务、为人群灭除病苦"的真挚情怀……点点滴滴都"记录"在了这部大师剧里。为了让更多人能够通过这部大师剧感同身受，通过这种形式在不同的维度和空间，再次感召大师精神，给予师生、医护、校友更多的启迪与鼓舞。会后，我们正式启动了本书的编纂工作。希望《颜福庆》这部大师剧能为上医历史的传承做更多事情，让代代上医人把上医故事长长久久地讲下去。

本书尽可能完整地还原了大师剧《颜福庆》的演出剧本，并收录了部分演职人员的幕后感想、相关新闻报道，以及由附属中山医院总务处科员吴平演唱的插曲《你的背影》。读者可以通过扫描二维码的方式，欣赏本剧的录像及歌曲。

或许是受到大师精神的感召，亦或是出于对话剧本身的热爱。本书在编辑出版的过程中得到了多方的配合与支持，也凝聚了这个剧组大家庭所有演职人员的心血。

感谢学校和医学院各部门的鼎力相助，为大师剧的编排演出贡献了智慧和力量。

感谢颜福庆老校长和苏德隆教授等的后人在大师剧的创排过程中，为剧目创作提供了大量的宝贵意见和建议。

感谢国家一级导演徐俊老师百忙之中抽空现场指导，让话剧的结尾部分更加动人。

感谢在百忙之中抽空出演的每一位医学院、附属医院的老师和同学们。尤其是在第二次演出中因部分老师和同学由于时间关系无法继续参演而临时进组"救场"的附属华山医院骨科副主任医师石晶晟、附属妇产科医院新生儿重症监护室护士长羊芸、基础医学院临床医学五年制 2020 级本科生孙野、公共卫生学院预防医学 2018 级本科生李大壮。

感谢编剧、导演，从护理学到文学，从两校合并后第一位男护理本科生到古籍所博士、复旦大学中华古籍保护研究院副研究员，丰沛的学习、工作背景也让这部剧除了拥有对艺术的追求外，更贴近史实，贴近更真实的颜福庆老校长。

感谢制作团队和志愿者们，是他们在幕后默默无闻的辛勤付出，让这每一页的文字变得鲜活而感人。

感谢相辉艺术基金、上海复旦大学教育发展基金会对话剧演出的支持。

感谢出版社的魏岚老师，为本书的顺利出版提供了全力的支持和帮助。

感谢医学宣传部的各位同仁，对大师剧的全情投入，以及对本书的图、文、视频等多次校对修改，力求为读者呈现最为完美的读书体验。

《颜福庆》已经不单单是一部话剧，在剧组大家庭每个人的心里，这是一种精神的传承，镌刻着上医发展的历史，承载着一段段共同的记忆。

囿于学识，本书如有错误还恳请各位谅解并指出！